Bhawna Saini
N. Suriya
Ambika Gupta

Granuloma central de células gigantes: Uma visão geral narrativa

Bhawna Saini
N. Suriya
Ambika Gupta

Granuloma central de células gigantes: Uma visão geral narrativa

Granuloma central de células gigantes

ScienciaScripts

Imprint

Cover image: www.ingimage.com

This book is a translation from the original published under ISBN 978-3-330-08296-0.

Publisher:
Sciencia Scripts
is a trademark of
Dodo Books Indian Ocean Ltd. and OmniScriptum S.R.L publishing group

120 High Road, East Finchley, London, N2 9ED, United Kingdom
Str. Armeneasca 28/1, office 1, Chisinau MD-2012, Republic of Moldova, Europe
Printed at: see last page
ISBN: 978-620-8-06050-3

GRANULOMA CENTRAL DE CÉLULAS GIGANTES

Índice

INTRODUÇÃO

Jaffe, em 1953, descreveu uma lesão intra-óssea benigna e chamou-lhe granuloma central de células gigantes.[1] Trata-se de uma patologia pouco frequente que representa < 7 % de todas as lesões benignas dos maxilares.[2] A natureza da lesão é discutível, podendo ser reactiva, uma anomalia de desenvolvimento ou uma neoplasia benigna. Embora se comporte como um tumor benigno, a OMS classificou-o como uma lesão relacionada com o osso. A OMS definiu a patologia como uma lesão intra-óssea constituída por tecido fibroso celular que contém múltiplos focos de hemorragia, agregações de células gigantes multinucleadas e, ocasionalmente, trabéculas de osso tecido. [3]

Tem uma ligeira predileção pelo sexo feminino (2:1) e ocorre normalmente abaixo dos 30 anos de idade. Afecta mais frequentemente a mandíbula do que a maxila (2:1) e a região anterior da mandíbula é mais frequentemente afetada do que a região posterior.[4] A relação do CGCG dos maxilares com os tumores de células gigantes de localização extra-gnática permanece controversa. O comportamento da lesão varia de uma expansão assintomática dos maxilares a uma perfuração cortical agressiva, associada a dor, reabsorção radicular, destruição óssea e recorrência da lesão.[5] As caraterísticas radiológicas não são patognomónicas e são semelhantes a outras lesões dos maxilares, como um tumor castanho, displasia fibrosa, quisto ósseo aneurismático, etc..[6]

Histologicamente, tanto as variantes periféricas como as centrais do granuloma de células gigantes são caracterizadas pela presença de numerosas células gigantes multinucleadas (MGC) num estroma fibroso proeminente. São frequentemente observados focos de hemorragia com pigmento de hemossiderina e novo osteoide ou osso. As MGCs estão concentradas nas áreas de hemorragia e são adjacentes aos vasos sanguíneos.[7]

Verifica-se que múltiplos CGCGs estão associados ao hiperparatiroidismo.[8,9] O RANKL segregado por fibroblastos/osteoblastos liga-se a células derivadas de monócitos do estroma para induzir a formação de células gigantes que podem ser reactivas e causar a patologia.[10] Estudos recentes revelam que as lesões associadas a níveis baixos de cálcio sérico estão associadas a insuficiência/deficiência de vitamina D ou a insuficiência renal crónica.[11]

ETIOPATOGÉNESE

A etiologia exacta das lesões centrais de células gigantes é desconhecida. Pode tratar-se de uma anomalia reactiva ou de desenvolvimento ou de uma neoplasia benigna 1[2-14] . Segundo Jaffe, tratava-se de uma lesão óssea localmente reparadora de uma inflamação, traumatismo local ou hemorragia. Mas a natureza da lesão tem sido inconsistente com o processo reparador, uma vez que não é auto-limitada nem auto-curativa. O processo reparador foi recordado porque é evidente a necessidade de tratamento.[1] Também não é considerada uma lesão odontogénica, tendo sido sugerido que poderia ser uma lesão inflamatória, uma lesão reactiva, um verdadeiro tumor ou uma lesão endócrina[15] .

As células presentes nas lesões de células gigantes foram submetidas a vários métodos como a histoquímica, a ultra-estrutura e os métodos imuno-histoquímicos, mas a patogénese e a natureza destas lesões ainda não são claras[16] .

Algumas hipóteses sugerem que a LCCG pertence ao espetro das lesões vasculares primárias proliferativas mesenquimatosas dos maxilares[15] . Algumas delas sugerem que um possível fator etiológico tem sido a alteração do equilíbrio hemostático vascular do osso. A teoria mais aceite para estabelecer a relação entre o quisto ósseo traumático, a GCCG e o TCG foi apresentada por Hillerup e Hjorting-Hansen. Segundo eles, essas eram as diferentes manifestações de um mesmo processo geral. A etiologia era um acidente vascular devido a trauma, doença óssea primária ou malformação[17] .

Muitos autores propuseram a origem e a natureza das células gigantes, mas o conceito de origem das células gigantes ainda não é claro. São descritas duas hipóteses para a formação de células gigantes como sequela de hemorragia nestas lesões[10,18-20] (Fluxograma 1,2).

Alguns autores propuseram que as células gigantes podem também surgir dos elementos estromais e reagir com os elementos epiteliais, podendo comportar-se como corpos estranhos[21] .

Existe uma possível correlação entre a formação de granuloma central de células gigantes e a MGC[10,22] (fluxograma 3).

Existe uma possível associação da ativação osteoclástica por osteoblastos devido às alterações do estroma em CGCG associadas a quaisquer lesões fibro-ósseas como a displasia fibrosa (DF)[21,23,24] (Fluxograma 4).

Diagrama de fluxo - 1 Teoria I - CGCG devido a hemorragia[10,18-20]

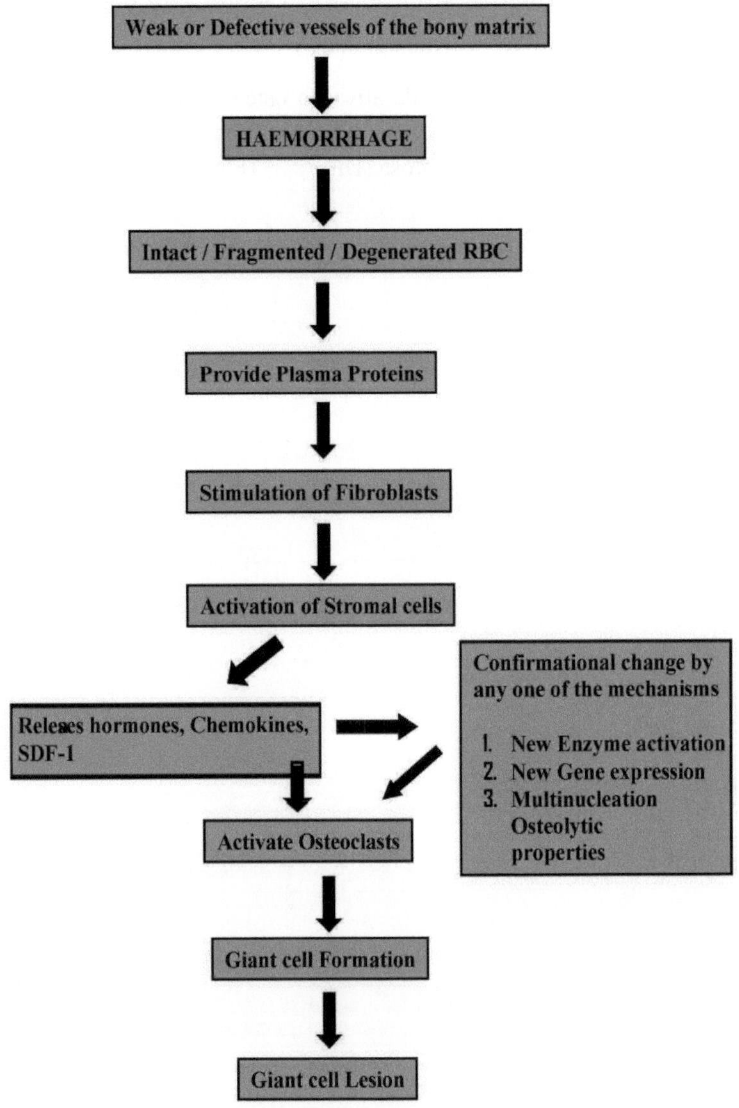

Fluxograma - 2 Teoria II - CGCG devido a hemorragia[10,18-20]

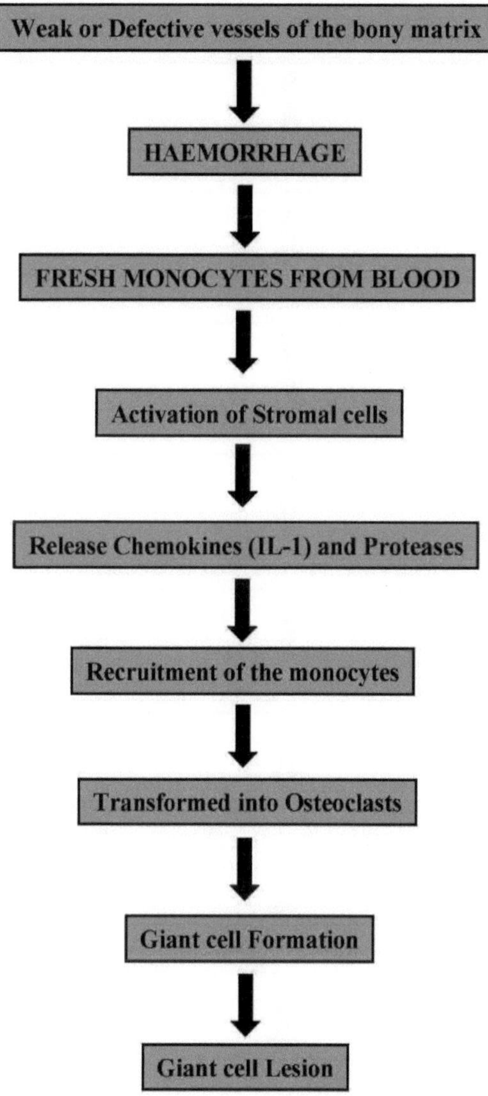

Diagrama de fluxo- 3 CGCG devido a MGC[10,22]

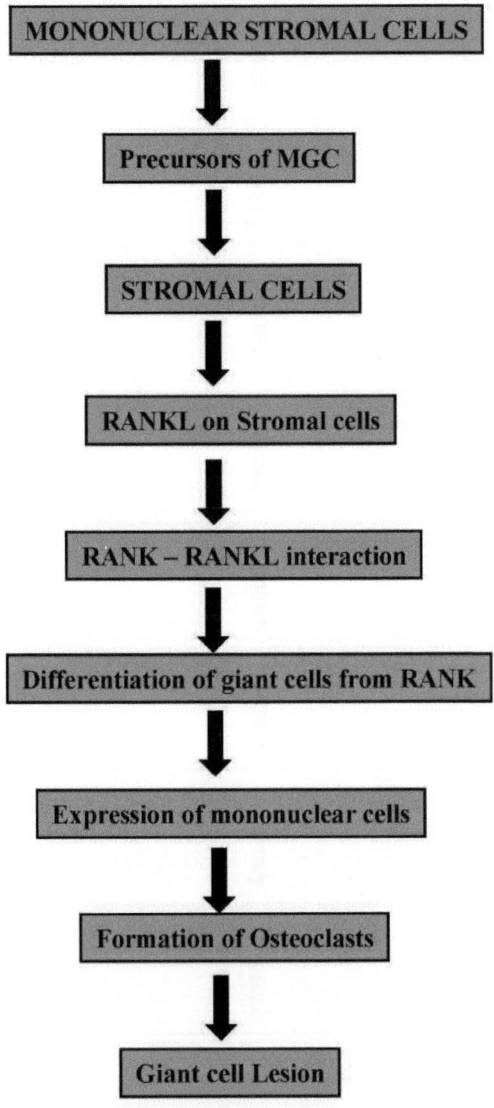

Fluxograma - 4 CGCG associadas a qualquer lesão fibro-óssea[21,23,24]

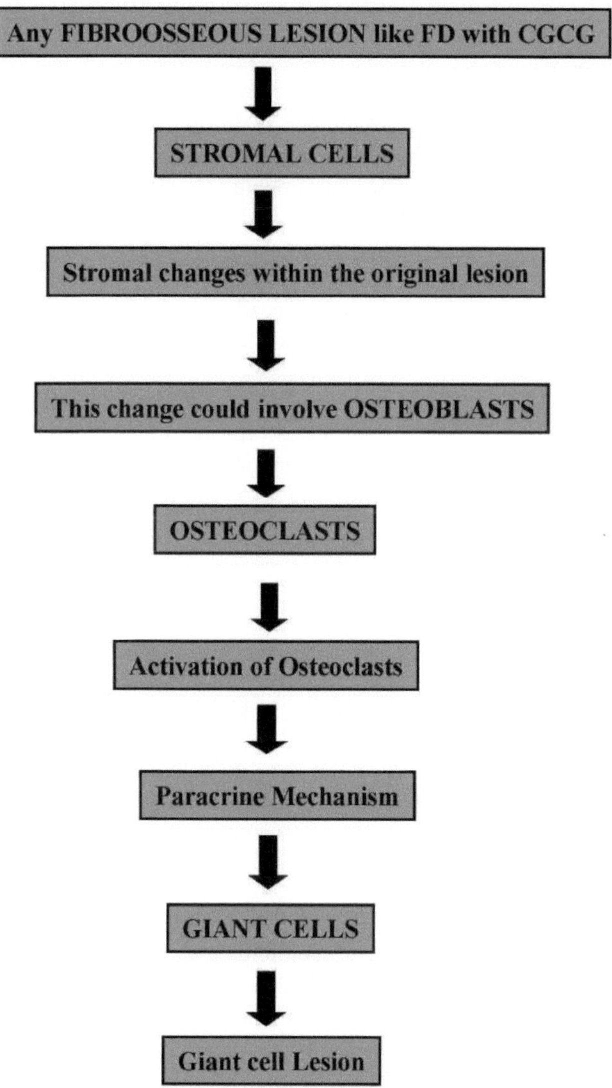

APRESENTAÇÃO CLÍNICA

IDADE E GÉNERO

É difícil prever o comportamento clínico da GCCG dos maxilares. É mais frequente abaixo dos 30 anos de idade, com predileção pelo sexo feminino, numa proporção de 2:1. [25]

De acordo com o estudo efectuado por Waldron CA et al., com 38 doentes, 74% tinham menos de 30 anos de idade e 61% menos de 20 anos de idade[26] . Embora a GCCG ocorra maioritariamente em crianças ou adultos jovens, antes dos 30 anos de idade (75%), mas pode surgir em qualquer idade.[27-29]

De acordo com Sun et al., Triantafillidouet al., Jerkinset al., ocorre mais frequentemente nas primeiras três décadas de vida, com um pico de incidência entre os 10 e os 19 anos de idade, e afecta mais frequentemente o sexo feminino.[30, 4, 31]

O estudo efectuado por Lopez et al. mostra claramente uma elevada tendência para doentes mais jovens, com menos de 30 anos (80% com menos de 20 anos), com uma clara predileção pelo sexo feminino (62%). [32]

LOCALIZAÇÃO

Ia. REGIÃO GNÁTICA - MAXILA/MANDÍBULA

A ocorrência de CGCG é mais comum na mandíbula do que na maxila[26,33] . Estas lesões ocorrem 2-3 vezes mais frequentemente na mandíbula do que na maxila[34] . Mais de 70% das LCCG ocorrem na mandíbula e < 30% ocorrem na maxila.
Maxila. [26,35,36]

De acordo com Jeyaraj P et al., a mandíbula é mais frequentemente afetada do que a maxila, numa proporção de 2:9-11:9. [37] De acordo com o estudo efectuado por Mahajan A et al., aproximadamente 70% das LCCG surgem na mandíbula e 30% na maxila. [38]

Ib. REGIÃO GNÁTICA - LOCAL DE AFECTAÇÃO

É mais prevalente na mandíbula anterior do que nos maxilares posteriores, atravessando frequentemente a linha média. [26,33] A LCCG ocorre mais frequentemente no lado direito do que no lado esquerdo. [34] De acordo com Omami G et al., a lesão pode surgir em qualquer área dos maxilares, mas é observada com mais frequência onde existem ou existiram dentes decíduos (ou seja, antes dos primeiros molares permanentes). [39]

A partir do estudo efectuado por Tahmasbi et al., a LCCG tem uma vasta gama de envolvimento. Anteriormente, de canino a canino, posteriormente, da junção entre o primeiro pré-molar e o canino à tuberosidade maxilar/região da almofada retromolar e alguns outros casos relataram a ocorrência no ramo da mandíbula e no côndilo da mandíbula.[40]

De acordo com Wang Y et al., foi observado um envolvimento agressivo da GCCG numa criança de 6 anos de idade com envolvimento da região do ramo direito que se estendia até ao côndilo da mandíbula. [41]

Muzenmayer J apresentou um caso de uma paciente de 19 anos de idade com GCCG no côndilo mandibular esquerdo.[42] Ambos apresentaram um relato de caso com uma mulher de 28 anos de idade com CGCG alargada ao osso temporal e à ATM. [43]

II. REGIÃO EXTRA GNÁTICA

A ocorrência de CGCG também foi registada nos pequenos ossos das mãos e dos pés[44,45] . A segunda localização mais comum é no osso das mãos e dos pés[46] . No trabalho de Shah et al., afirma-se que foram registados noutras áreas, como ossos pequenos, crânio, coluna vertebral, clavícula, tíbia, úmero e costelas. [47]

TIPOS

- Com base nas apresentações clínicas e radiológicas, Chuong et al (1986), classificaram a GCCG em duas variantes, conforme[5] (Fluxograma 4).

    - Variante não agressiva
    - Variante agressiva

A maioria dos casos é não agressiva, apresenta poucos ou nenhuns sintomas e é detectada coincidentemente na altura do exame dentário radiológico. Em contraste com a variante não agressiva, a variante agressiva é altamente sintomática.[48]

- De acordo com Lewis, foi estabelecida uma variante familiar de CGCG agressiva (AFCGCG) com efeitos graves e que apresenta recorrências múltiplas. Não existe ainda um método molecular para as distinguir.[49]

Fencher RE et al. descreveram algumas caraterísticas comuns associadas ao CGCG[51] (fluxograma 5).

De acordo com Ebhrahimi H et al., a ocorrência de dor é registada em cerca de 25% dos casos. A palpação da zona pode provocar dor. As lesões desenvolvem-se sem parestesia.[51,52] Os dentes associados à lesão podem tornar-se móveis, mas a sua vitalidade mantém-se.[52]

A recorrência da variedade agressiva é de - 72% e de 3% na variedade não agressiva.[53 - 55]

A CGCG deve ter pelo menos 1 critério maior ou 3 critérios menores para ser uma variante agressiva[5,56] (Fluxograma 6).

Em caso de presença de tumefação, esta será difusa, sensível ou não sensível com base na natureza e nas variantes, as margens são mal definidas e, à palpação, é não flutuante, não compressível com ou sem restrição dos movimentos mandibulares. [57]

Fluxograma - 5 - Tipos de GCCG com base em apresentações clínicas e radiológicas, Chuong et al (1986)[5]

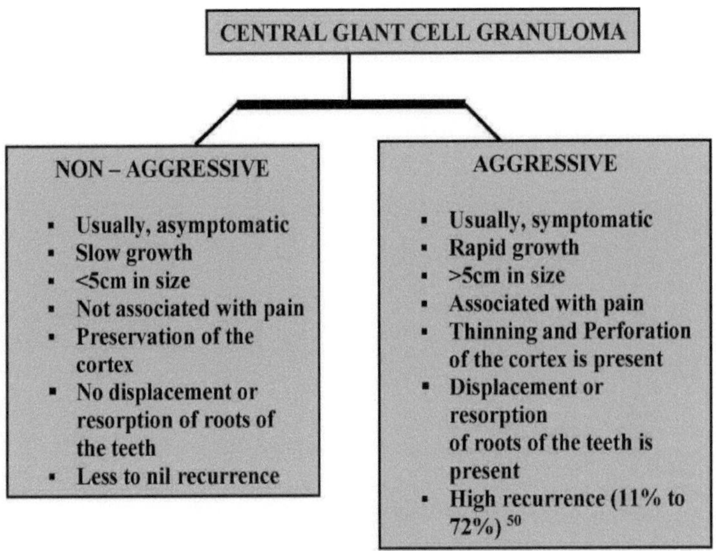

Fluxograma - 6 - Caraterísticas comuns associadas às CGCG, Fencher RE etal (1982)5

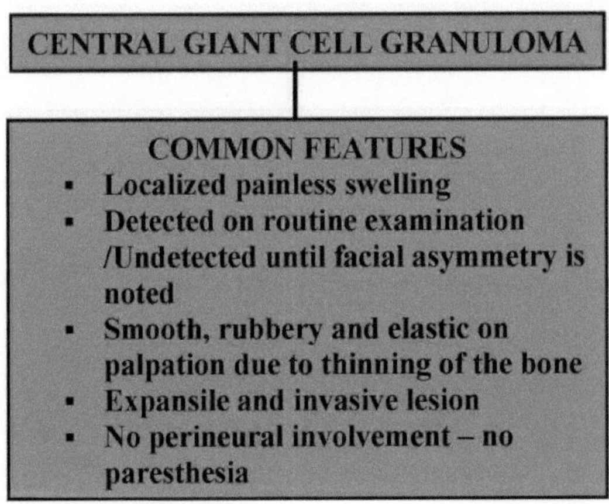

Fluxograma - 7 - Critérios maiores e menores da variante agressiva da CGCG

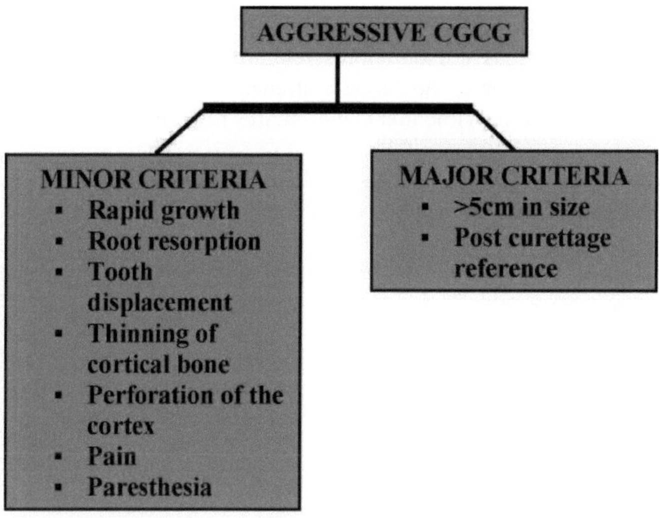

RARIDADE

Raramente pode envolver a cavidade nasal e, nesse caso, causa obstrução nasal, proptose, epistaxe, diplopia e pode mesmo estender-se à órbita, tendo sido documentada na literatura a erosão da base anterior do crânio (extensão intracraniana).[58]

Muzenmayer J e seus colaboradores relataram um caso de GCCG com envolvimento condilar e não havia sintomas associados como assimetria facial, inchaço, dor, movimentos mandibulares restritos.[42]

Raramente, a GCCG do ramo e da ATM foi associada a dificuldades na fala e na mastigação, com restrição dos movimentos mandibulares.[57]

Comparação da ocorrência de CGCG no côndilo mandibular com suas caraterísticas associadas[59 - 62] (Tabela 1).

Tabela 1 - Comparação da ocorrência de CGCG no côndilo mandibular com suas caraterísticas associadas [59 – 62]

	Shensa etal	Tasanen et al	Abu El Naaj et al	Jadu et al
No. of patients	1	1	1	1
Age	**15**	**59**	**15**	**31**
Gender	**Male**	**Male**	**Female**	**Male**
Symptoms	**Asymptomatic**	**Painless slow-growing** **Preauricular swelling**	**Painless swelling**	**Painful** **slow-growing** **preauricular swelling**

FIGURA 1. CGCG no lado esquerdo da mandíbula

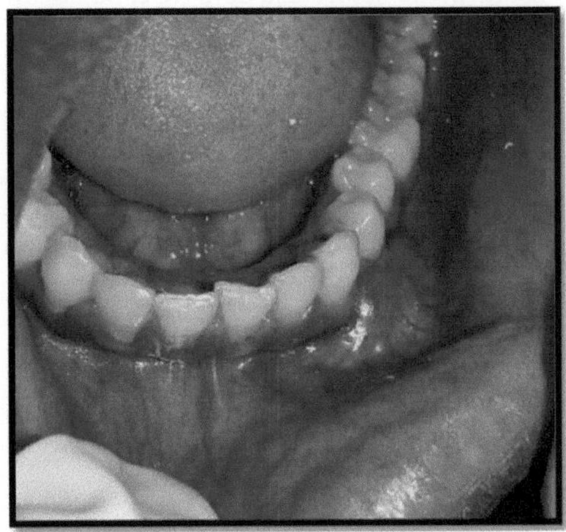

FIGURA 2. CGCG no lado direito da maxila

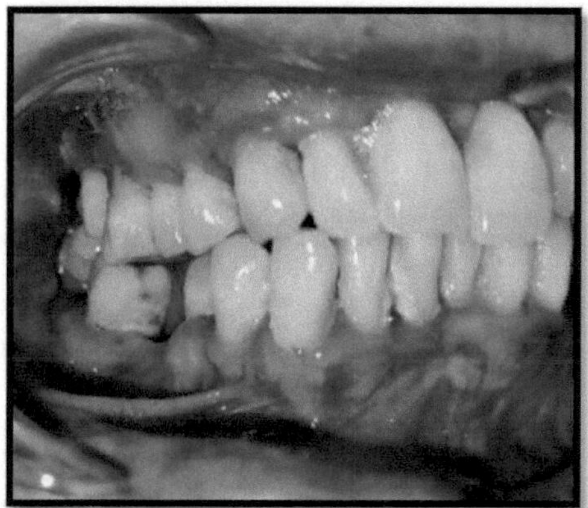

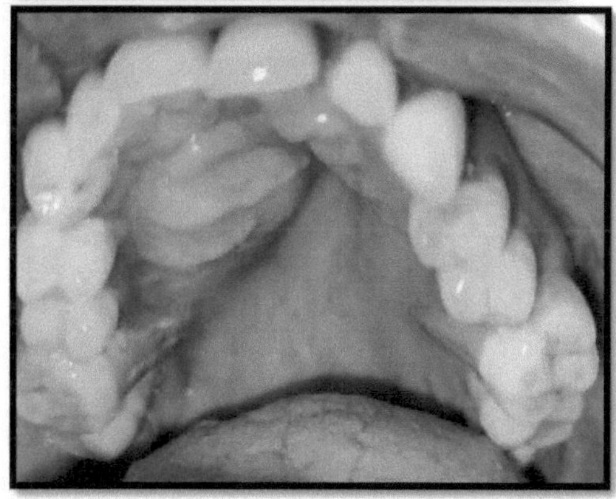

SÍNDROMES ASSOCIADAS À CGCG

Existem várias síndromes associadas ao granuloma central múltiplo de células gigantes, nomeadamente[63-65]

- Síndrome de Noonan
- Neurofibromatose 1
- Síndrome de Ramon

Fluxograma 8 - Síndrome de Noonan[63,64]

NOONAN SYNDROME

Autosomal dominant, Mutation in PTPN11,

COMMON FEATURES

Short Stature, Mild Mental Retardation
Ptosis Of Eyelid, Hypertelorism
Low Nasal Bridge, Down Slanting Palpebral Fissure
Low Set and Posteriorly Rotated Ears
Short/Webbed Neck, Low Posterior Hairline
Vertebral Anomalies, Cardiac Abnormalities
Café-au-lait Spots, Pigmented Nevi
Small Penis, Cryptorchidism
Occasional Bleeding Tendency (coagulation Factor Deficiency)

ORAL MANIFESTATIONS

Multiple giant cell lesions in jaw
Enlarged jaw, delayed second dentition
deeply grooved philtrum with high wide peaks of vermilion border of upper lips
Moderate retrognathia
High arched palate

Fluxograma 9 - Neurofibromatose 1[63]

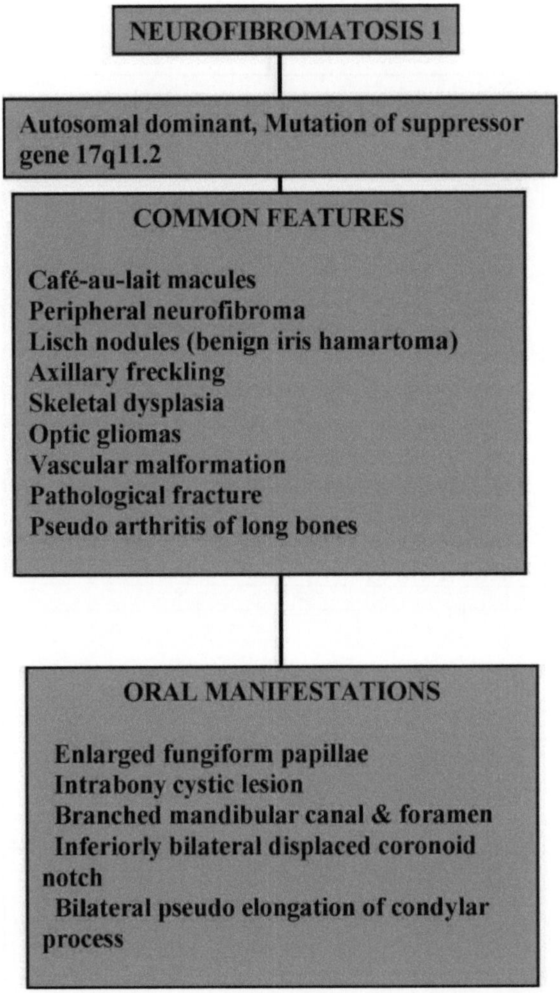

NEUROFIBROMATOSIS 1

Autosomal dominant, Mutation of suppressor gene 17q11.2

COMMON FEATURES

Café-au-lait macules
Peripheral neurofibroma
Lisch nodules (benign iris hamartoma)
Axillary freckling
Skeletal dysplasia
Optic gliomas
Vascular malformation
Pathological fracture
Pseudo arthritis of long bones

ORAL MANIFESTATIONS

Enlarged fungiform papillae
Intrabony cystic lesion
Branched mandibular canal & foramen
Inferiorly bilateral displaced coronoid notch
Bilateral pseudo elongation of condylar process

Fluxograma 10 - Síndrome de Ramon[63,65]

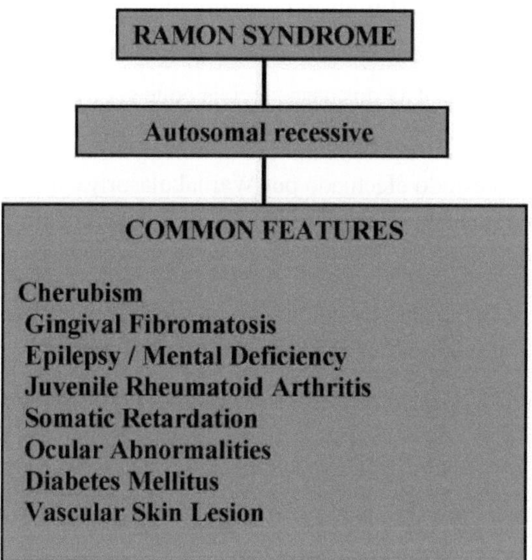

HIPERPARATIROIDISMO

Os doentes com uma apresentação clínica de CGCG devem ser submetidos a um rastreio de hiperparatiroidismo para diferenciar de um tumor castanho.

Embora seja raro, a CGCG dos ossos faciais pode ser a primeira manifestação de HPT.[66]

De acordo com o estudo efectuado por Warnakulasuriya et al., de 300 doentes com tumores da paratiroide, 10 tinham envolvimento do osso facial.

Outro estudo de 220 pacientes com hiperparatiroidismo ilustra que apenas 4,5% dos pacientes apresentavam lesões nos maxilares.[67,68,69]

O mecanismo de formação de CGCG em doentes com HPT é discutido no fluxograma - 10 [70]

Diagrama de fluxo 11 - Mecanismo de formação de CGCG devido a HPT [70]

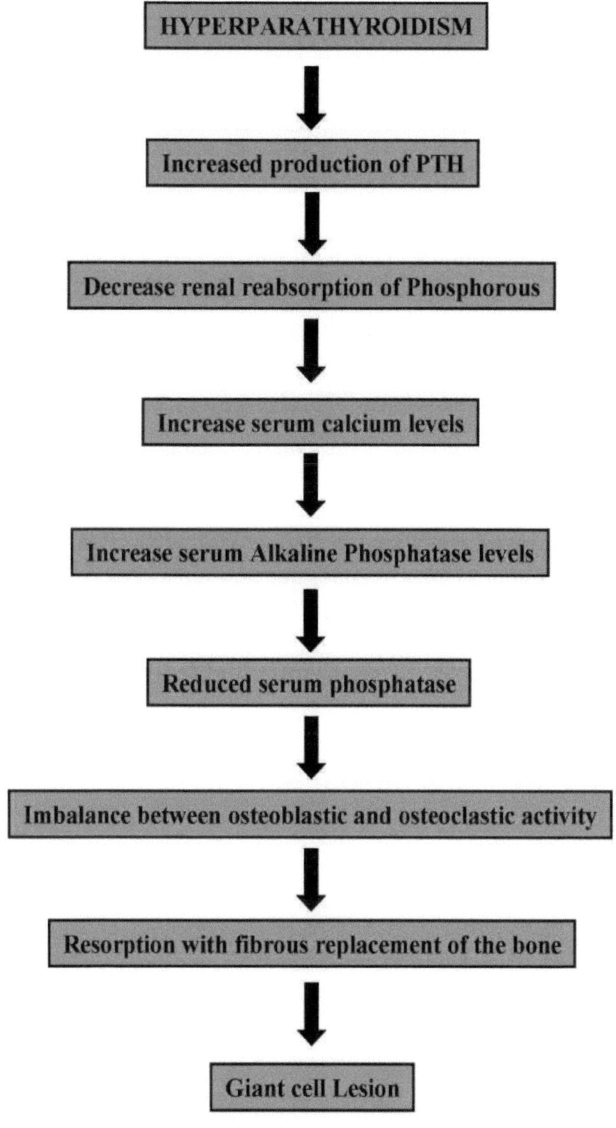

VITAMINA - D E CGCG

O granuloma de células gigantes devido à deficiência de vitamina D como manifestação primária é uma condição relativamente rara descrita na literatura. Quando ocorre, a maior parte das vezes há um comprometimento das glândulas paratiróides, pelo que é necessário avaliar a função das mesmas.[71] Em alguns casos, a GCCG pode ocorrer devido a níveis baixos de cálcio sérico associados a deficiência de vitamina D ou a insuficiência renal crónica.[72]

A relação de vários níveis de hiperparatiroidismo, vitamina D e cálcio é mencionada no fluxograma 11[73]

Uma doença para-neoplásica rara, a osteomalácia/rickets induzida por tumores (TIO) é causada pela produção excessiva do fator de crescimento dos fibroblastos 23 (FGF23), que diminui a reabsorção de fosfato, causando hiperfosfatúria que leva à formação de osteomalácia/rickets a partir dos tumores responsáveis.[74-78]

Os tumores desses casos eram de origem mesenquimal, pequenos e tipicamente benignos.[79,80,81]

Elisa Fernandez et al. relataram um caso de TIO numa criança com um granuloma central de células gigantes que apresentava os sinais clínicos de raquitismo como o primeiro sinal de CGCG com níveis séricos elevados de FGF23.[82]

Diagrama de fluxo 12 - Relação de vários níveis de HPT, vitamina D e cálcio[73]

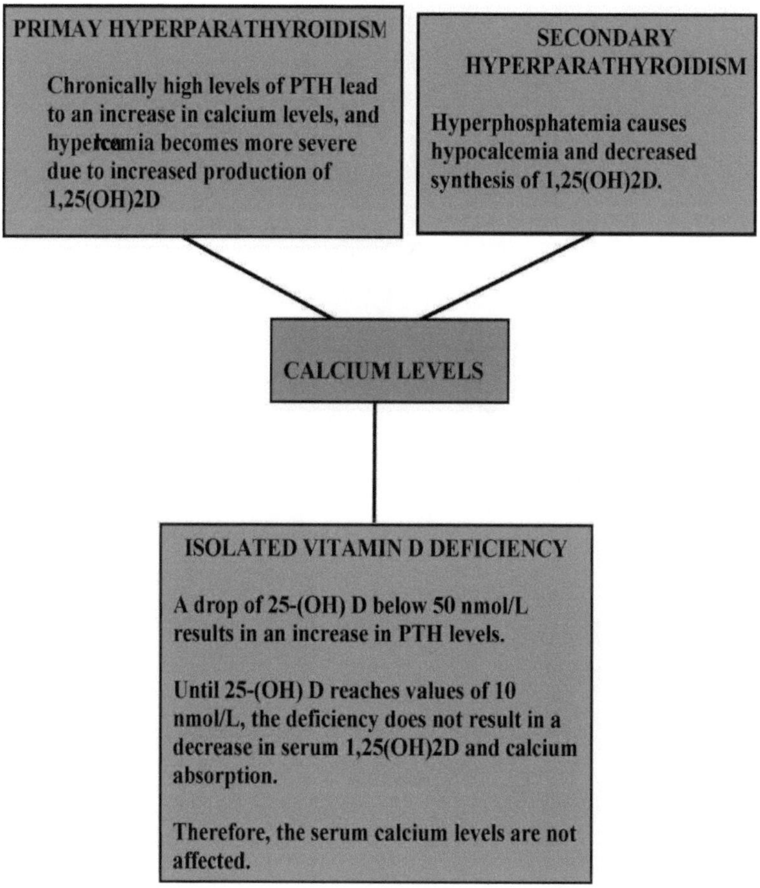

PRIMAY HYPERPARATHYROIDISM

Chronically high levels of PTH lead to an increase in calcium levels, and hypercalcemia becomes more severe due to increased production of 1,25(OH)2D

SECONDARY HYPERPARATHYROIDISM

Hyperphosphatemia causes hypocalcemia and decreased synthesis of 1,25(OH)2D.

CALCIUM LEVELS

ISOLATED VITAMIN D DEFICIENCY

A drop of 25-(OH) D below 50 nmol/L results in an increase in PTH levels.

Until 25-(OH) D reaches values of 10 nmol/L, the deficiency does not result in a decrease in serum 1,25(OH)2D and calcium absorption.

Therefore, the serum calcium levels are not affected.

Figura 3 - A relação entre a deficiência de vitamina D e vários órgãos

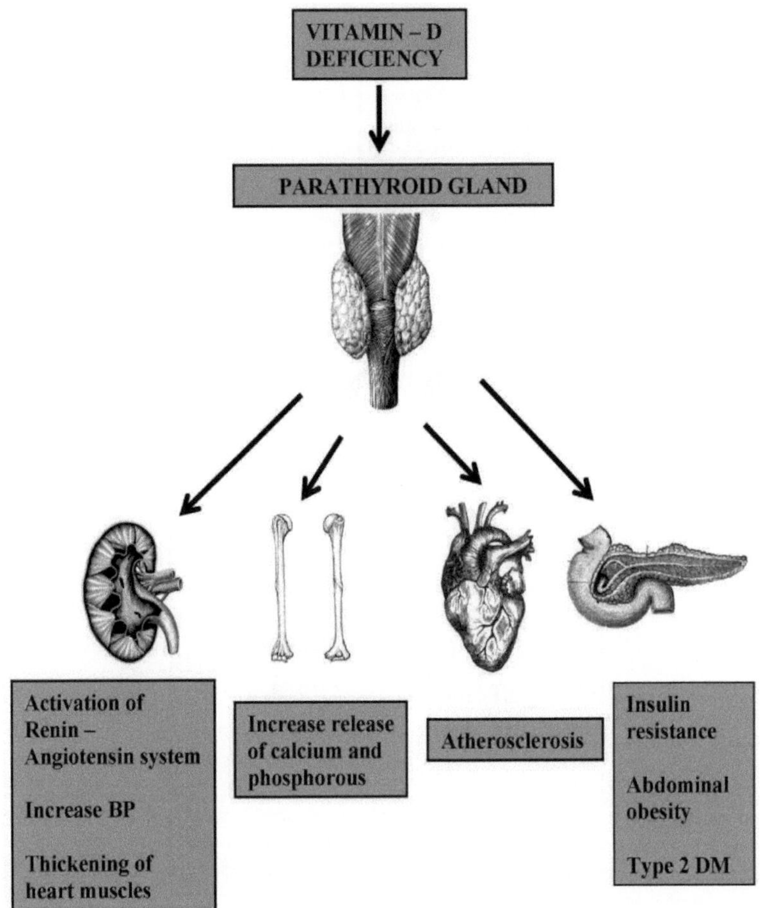

CARACTERÍSTICAS RADIOGRÁFICAS

Para a GCCG, não é patognomónica e pode ser um dilema com muitas outras lesões dos maxilares.[83] O tamanho da lesão depende principalmente da agressividade da lesão. Varia de unilocular a multilocular radiolúcida. As margens da lesão variam de bem definidas a mal definidas. De acordo com a agressividade, ocorre deslocamento dos dentes, reabsorção da raiz dentária e perfuração da cortical óssea, podendo causar danos às estruturas adjacentes.[84-86] (Figura 4a,b).

Os dois tipos de GCCG são agrupados por Chuong et al. de acordo com as suas caraterísticas clínicas e radiológicas para compreender a natureza e a agressividade da lesão.[5]

Fluxograma - 5 - Tipos de GCCG com base em apresentações clínicas e radiológicas, Chuong et al (1986)[5]

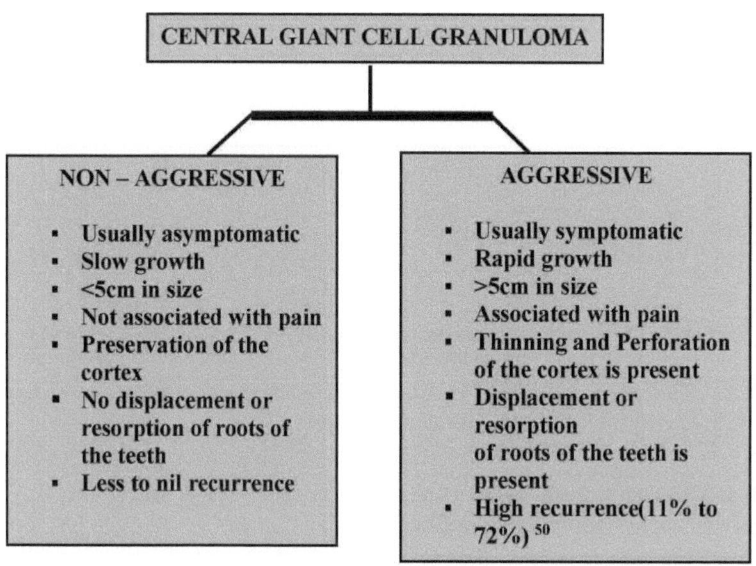

De acordo com Samip Shrestha et al., um estudo comparativo das caraterísticas radiográficas de sete casos com granuloma central de células gigantes está resumido na Tabela 2 [87]

Tabela 2 - Resumo dos doentes com CGCG [87]

Case no	*Imaging*	*Lesion site*	*Clinical symptoms*	*Lesion size*	*Imaging features*
1	CT	Left mandible bone	h/o trauma 3 months back. Pain, swelling on left mandibular region and difficulty in eating.	5cm x 5cm x 3cm	Expansile lesion with bony destruction in left mandible. Well circumscribed, radiolucent with cortical bone thinning. Slightly enhanced periphery. Adjacent soft tissue compression.
2	CT, MRI	Sellar region	Headache with nausea and vomiting	3cm x 2.8cm x 2cm	Expansile uneven density mass in left sided sellar region. Peripheral bone destruction. mild uneven enhancement. Low to iso intensity in *T1*WI, *T2*WI, FLAIR images.
3	CT, MRI	Left maxilla bone	Left eyeball protrusion, blurring in vision, itching, nasal obstruction	4.8cm x 5.3 x 5.9cm	Uneven density shadow with multiple cystic lesions with multiple fluid–fluid signals within the lesion. Bone destruction present. Left eyeball pushed outward. Uneven mild enhancement in periphery and cystic walls
4	CT	Left mandible bone	Jaw pain, swelling and difficulty in eating	2.2 x 2.1cm x 1.8cm	Radiolucent lesion in ramus of left mandible with bone destruction. Mild enhanced periphery in contrast study. Left masseter muscle swollen.
5	CT	Right temporal bone	Severe headache, nausea, vomiting	1.8cm x 2.1cm	Slightly annular high-density lesion in temporal bone with mild compression of adjacent brain resulting patchy edema in the brain surrounding the lesion. Skull eroded but not perforated.
6	CT, MRI	Sellar region	Headache	1.6cm x 2.3cm x 1.1cm	Expansile lesion in the Sella with bone destruction, slightly higher T2 signals and iso T1 signals. Pituitary stalk compression. Uniform enhancement present.
7	CT	Left mandible bone	Left mandibular swelling and pain and difficulty in eating	2.4cm x 2.5cm	Low density mass arising from anterior mandibular surface. Bone destruction and cortical thinning. No enhancement.

FLAIR, fluid attenuated inversion recovery; T_1WI, T_1 weighted image; T_2WI, T_2 weighted image.

De acordo com Suresh Yadav et al., as informações demográficas, a localização, as caraterísticas radiográficas e as caraterísticas histopatológicas de 10 GCCG não agressivos estão agrupadas na tabela 3. [88]

Tabela 3 - Informações demográficas, localização, caraterísticas radiográficas e histopatológicas de 10 GCCG não agressivos [88]

Patient no	Age	Sex	Location	Radiographic features	Histopathological features
1	30	F	Maxilla (anterior)	Unilocular radiolucency	Number of giant cells: 7-10/H.P field Connective tissue cellularity: Minimal Vascularity: Moderate
2	17	M	Maxilla (posterior)	Unilocular radiolucency	Number of giant cells: 6-10/H.P field Connective tissue cellularity: minimal Vascularity: Marked
3	15	F	Mandible (posterior)	Unilocular radiolucency	Number of giant cells: 4-7/H.P field Connective tissue cellularity: Moderate Vascularity: Minimal
4	22	F	Mandible (anterior)	Unilocular radiolucency with few trabeculations	Number of giant cells: 1-6/H.P field Connective tissue cellularity: Minimal Vascularity: Minimal
5	24	M	Mandible (posterior)	Multilocular radiolucency	Number of giant cells: 1-10/H.P field Connective tissue cellularity: Minimal Vascularity: Marked
6	30	F	Mandible (posterior)	Unilocular radiolucency with specks of radiopacity	Number of giant cells: 2-10/H.P field Connective tissue cellularity: Moderate Vascularity: Minimal
7	24	M	Mandible (posterior)	Unilocular radiolucency with scalloped borders	Number of giant cells: 8-10/H.P field Connective tissue cellularity: Minimal Vascularity: Moderate
8	40	F	Mandible (anterior)	Unilocular radiolucency	Number of giant cells: 6-12/H.P field Connective tissue cellularity: Minimal Vascularity: Marked
9	34	F	Mandible (posterior)	Multilocular radiolucency	Number of giant cells: 5-12/H.P field Connective tissue cellularity: Minimal Vascularity: Marked
10	29	M	Mandible (anterior)	Unilocular radiolucency	Number of giant cells: 6-10/H.P field Connective tissue cellularity: Minimal Vascularity: Moderate

Quadro 4- Resultados de Mehrnaz et al sobre as caraterísticas radiográficas da GCCG [89]

Features	Mandible, n (%) (Total: 17)	Maxilla, n (%) (Total: 9)	Total, n (%) (Total: 26)
Border definition with marginal morphology:			
Well-defined with a smooth margin	4 (23.5)	3 (33.3)	7 (26.9)
Well-defined with a scalloped margin	9 (52.9)	4 (44.4)	13 (50)
Partly well-defined with a smooth margin	1 (5.9)	0	1 (3.8)
Partly well-defined with a scalloped margin	2 (11.8)	2 (22.2)	4 (15.4)
Ill-defined	1 (5.9)	0	1 (3.8)
Cortication			
Well-corticated	6 (35.3)	3 (33.3)	9 (34.6)
Moderately corticated	9 (52.9)	6 (66.7)	15 (57.7)
Non-corticated	2 (11.8)	0	2 (7.7)
Appearance of the internal structures (density)			
Hypodense	11 (64.7)	6 (66.7)	17 (65.4)
Mixed with internal granular bone deposits/internal trabecula	6 (35.3)	3 (33.3)	9 (34.6)
Hyperdense	0	0	0
Locularity			
Unilocular	11(64.7)	6 (66.7)	17 (65.4)
Multilocular	6 (35.3)	3 (33.3)	9 (34.6)
Septations			
Wispy septa, regardless of whether they emanate at right angles to the edge of the lesion	6 (35.3)	6 (66.7)	12 (46.2)
Coarse curved septa	1 (5.9)	0	1 (3.8)
Sharp straight septa at right angles with each other	1 (5.9)	0	1 (3.8)
Combination of any two or more of the above	1 (5.9)	1 (11.1)	2 (7.7)
No septa	8 (47.1)	2 (22.2)	10 (38.5)
Effect on adjacent teeth			
Displacement/root divergence	3 (17.6)	2 (22.2)	5 (19.2)
Root resorption	0	0	0
Both displacement and resorption	7 (41.2)	6 (66.7)	13 (50)
No displacement, no resorption/edentulous area	7 (41.2)	1 (11.1)	8 (30.8)
Cortical bone expansion with or without perforation	13 (76.5)	8 (88.9)	21 (80.8)
Cortical bone perforation with or without expansion	11 (64.7)	8 (88.9)	19 (73.1)
Crossing the midline	5 (29.4)	2 (22.2)	7 (26.9)

Fluxograma 13 - Diversas caraterísticas radiográficas associadas à CGCG[89]
.

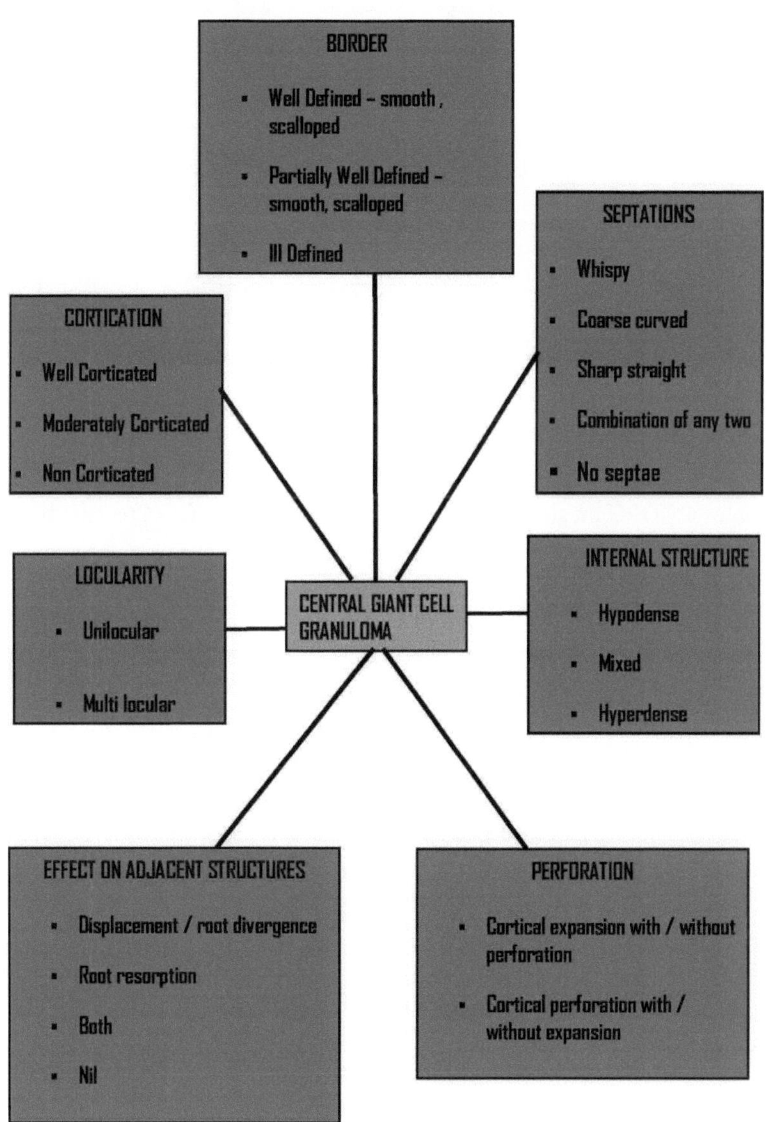

Figura 4a. OPG mostrando o quadro radiográfico de CGCG na mandíbula esquerda

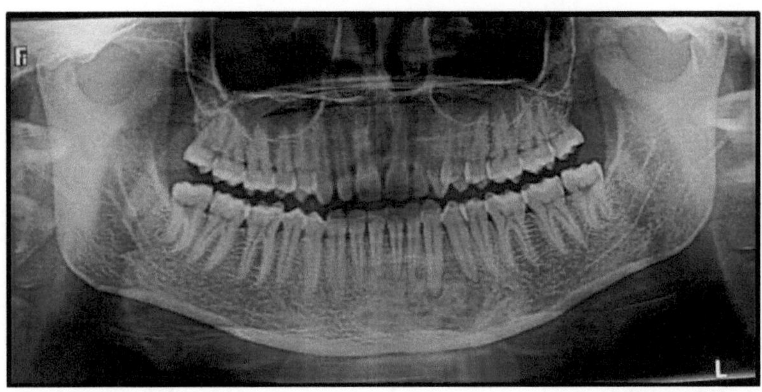

Figura 4b. OPG mostrando a imagem radiográfica de CGCG na mandíbula direita

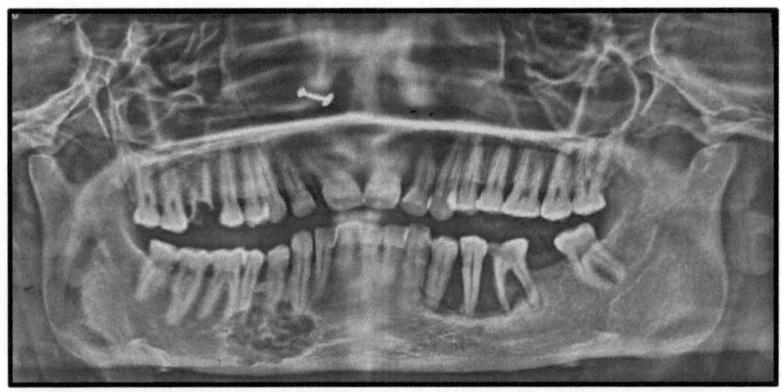

Figura 5. TCFC mostrando o quadro radiográfico de CGCG na mandíbula

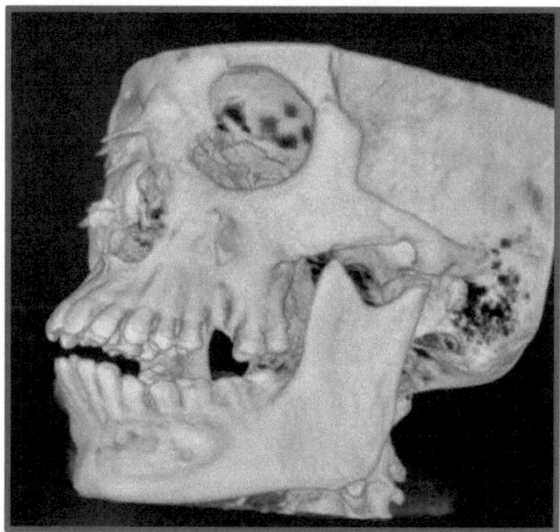

Figura 5a - Imagem de reconstrução 3D mostrando a presença de CGCG na mandíbula esquerda

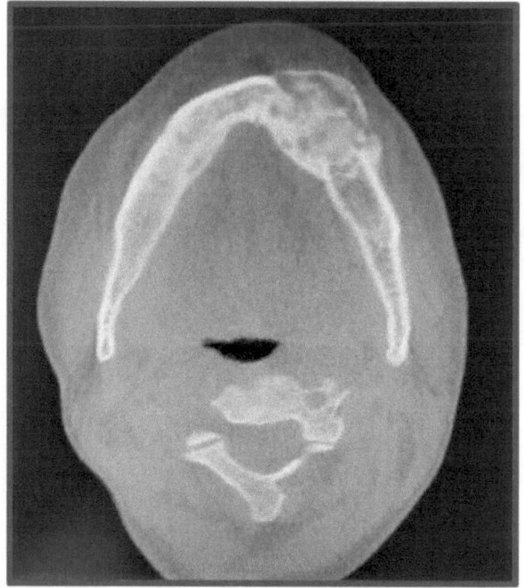

Figura 5b - Secção axial da imagem de CBCT

Figura 6. TCFC mostrando a imagem radiográfica da GCCG na mandíbula direita

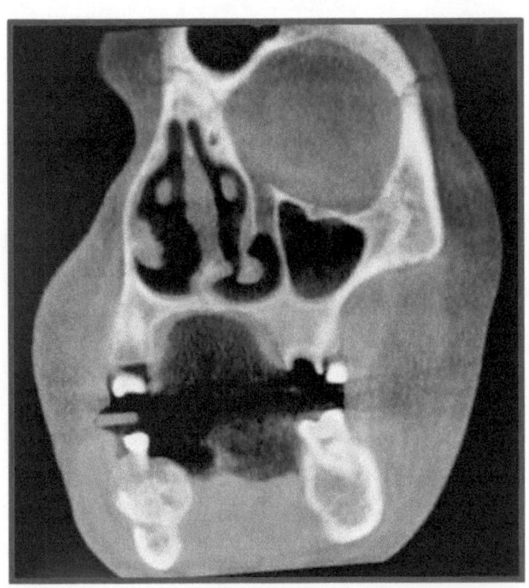

Figura 6a - Secção coronal da imagem de CBCT mostrando CGCG na mandíbula direita

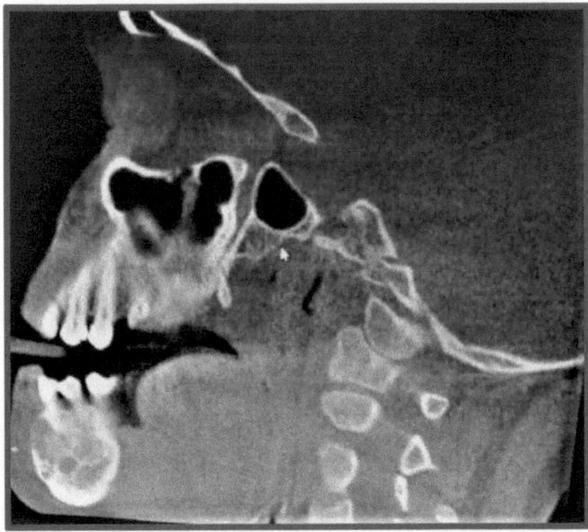

Figura 6b - Secção sagital da imagem de CBCT mostrando o aspeto multilocular do CGCG

HISTOPATOLOGIA

O granuloma central de células gigantes dos maxilares é normalmente de natureza não neoplásica. A amostra de tecido tem de ser examinada histologicamente para confirmar o diagnóstico. As amostras fixadas em formalina e incluídas em parafina são coradas com hematoxilina e eosina (H&E) e sujeitas a avaliação microscópica.

De acordo com Ramesh V et al, as células tumorais primárias são fibroblastos e as células secundárias são células gigantes multinucleadas. Estas células gigantes estão distribuídas de forma irregular ao longo do estroma, com evidência de áreas de hemorragia. Pode existir uma trabécula de osso reativo recém-formado na periferia da lesão. Ao explorar as propriedades ultra-estruturais, observa-se uma diferenciação miofibroblástica nas células proliferativas do estroma da GCCG, o que é mais adequado para designar a lesão como miofibroblastoma, o que permitirá esclarecer a origem da célula e o seu comportamento benigno[91]

O CGCG é constituído por um estroma de tecido conjuntivo fibrilar frouxo com muitos fibroblastos em proliferação intercalados e pequenos capilares. As fibras de colagénio não estão normalmente agrupadas em feixes, mas os grupos de fibras apresentam um aspeto espiralado. [92]

A CGCG é examinada para detetar células gigantes num fundo de células mononucleares fusiformes a ovóides. A lesão não agressiva contém grupos de células gigantes relativamente pequenas rodeadas por células estromais fusiformes. Mas, no caso de lesões agressivas, contém numerosas células gigantes de grandes dimensões que se encontram uniformemente dispersas por toda a lesão. O número de núcleos por célula gigante varia entre 3 e 100. [90]

Para além disso, a lesão contém numerosos focos de sangue extravasado e pigmento de hemossiderina associado, que foram fagocitados por macrófagos. Também se observam focos de novas trabéculas de osteoide ou osso novo na periferia da lesão[92]

De acordo com Priyanka Garg etal, o CGCG é indistinguível de outras lesões de células gigantes do osso, como o querubismo e o quisto ósseo aneurismático. Estes granulomas são formados por uma massa lobulada de tecido conjuntivo vascular proliferativo repleto de células gigantes que se encontram num estroma vascular. As células em proliferação incluem miofibroblastos fusiformes e células mononucleares inflamatórias. Fios esparsos de fibras de colagénio subdividem parcialmente a lesão, que pode conter algumas trabéculas de osteoide ou osso [93]

Com base em E. M. Martinez-Gavidia et al, histologicamente, a GCCG é um tecido conjuntivo não encapsulado com proliferação de fibroblastos e células gigantes multinucleadas com múltiplos núcleos. Embora tenham sido observados achados semelhantes no querubismo, este último está em concordância com a incidência familiar e tende a afetar crianças com apresentação bilateral e remite na adolescência. [94]

Deyan Neychev et al verificaram que, histologicamente, a GCCG é constituída por tecido fibroso com áreas de hemorragia e agregação de células gigantes multinucleadas e trabéculas osteóides em algumas áreas. As células gigantes estão normalmente localizadas no estroma vascular com depósitos de hemossiderina. As células gigantes também se encontram em lesões como o querubismo, o quisto ósseo aneurismático e o tumor castanho. Nos tumores de células gigantes, as células gigantes estão distribuídas uniformemente, ao contrário do granuloma de células gigantes, em que as células gigantes estão agrupadas. [95]

De acordo com Kumar KA et al, a GCCG é histologicamente indistinguível do quisto ósseo aneurismático e do querubismo. O tumor castanho é também idêntico ao CGCG, tanto na histologia como nas radiografias. Mas podem ser excluídos com base no nível de cálcio sérico. [96]

A histopatologia do CGCG associado ao hiperparatiroidismo mostra uma proliferação difusa de células gigantes multinucleadas osteoclásticas misturadas com proliferação fibrocelular e focos hemorrágicos, com libertação de pigmentos de hemossiderina, o que dá o aspeto de uma massa castanho-avermelhada. Por conseguinte, os doentes com estas caraterísticas devem ser avaliados em relação ao hiperparatiroidismo para diferenciar os tipos de granuloma. [97]

Com base nas observações de Bethina Dos et al, uma vez que as caraterísticas clínicas e histológicas se sobrepõem no tumor castanho, é necessário avaliar os níveis séricos de cálcio, fósforo, fosfatase alcalina e PTH, que estarão alterados em caso de hiperparatiroidismo.[98]

Ciorba et al explicaram que a caraterística histológica do tumor castanho do hiperparatiroidismo é muito semelhante à das GCCG. Assim, todos os doentes com suspeita de GCCG devem ser submetidos a uma avaliação dos níveis séricos de cálcio, fosfato e fosfatase alcalina, para excluir a hipótese de hiperparatiroidismo. O fibroma não ossificante também é histologicamente semelhante à GCCG, que pode ser diferenciada da GCCG, uma vez que o agregado de células gigantes semelhante a um granuloma e o estroma fibroso encontrados na GCCG não são caraterísticas típicas do fibroma não ossificante [99]

Losler et al. demonstraram que existe um aumento significativo das células gigantes grandes, da área de superfície fraccionada e da atividade mitótica nas lesões agressivas da GCCG. Histologicamente, a maioria dos casos apresenta caraterísticas clássicas constituídas por uma população de células mononucleares e uma mistura de células fusiformes e ovóides. Alguns casos apresentaram variações, como áreas mixóides em 10% e fibrose noutros 10%, caraterísticas que são consideradas sugestivas de comportamento agressivo e que foram observadas em 30% dos casos. A expressão de p63 foi considerada por alguns como útil para distinguir entre TCG e outras lesões de células gigantes. [100]

Sonia et al sugeriram que a lesão celular consiste em placas de células gigantes uniformemente distribuídas num fundo de células mononucleares ovóides com núcleos semelhantes aos das células gigantes. As mitoses eram discretas e não apresentavam formas atípicas. Foram observados focos de áreas de células fusiformes com bandas densas de tecido fibrocolagénico. A coloração azul da Prússia de Perl para ferro férrico será positiva para a lesão de células gigantes devido aos pigmentos de hemossiderina depositados na lesão[101]

Parece haver numerosas caraterísticas sobrepostas do tumor de células gigantes e da GCCG que surgem nos ossos do crânio. Hirschl e Katz, em 1974, definiram cinco critérios histológicos principais para distinguir entre as duas lesões.[102] (Tabela 5)

Tabela 5- Critérios histológicos para o diagnóstico e diferenciação do granuloma reparador de células gigantes do tumor de células gigantes do osso (Hirschl e Katz 1974) [102]

Giant Cell Reparative Granuloma of Bone	Giant Cell Tumor of Bone
1. Giant cells are present in groups around haemorrhagic foci, creating the picture of a granulomatous lesion on low power examination.	1. Giant cells are uniformly dispersed and dominate the entire field.
2. The stroma shows, along with oval cells, an equally large number of spindle shaped fibroblastic cells with zones of abundant collagen formation (fibrosis) and relatively few giant cells.	2. The stroma is composed of predominantly round, and oval cells; there is a rich vascular network.
3. There is evidence of marked haemorrhage, both recent and old, with massive deposits of hemosiderin pigment in older lesions.	3. Fresh haemorrhage (despite rich vascularity) is slight to moderate; hemosiderin deposits are rare and small.
4. Giant cells are generally smaller, frequently irregular, and elongated, and have relatively few nuclei.	4. Giant cells are generally larger and more rounded and have a great number of nuclei.
5. Foci of osteoid and new bone formation in the middle of the lesion are frequently present.	5. The tumor characteristically does not produce osteoid or new bone.

Figura 6a,b,c. Imagem histopatológica da CGCG

Figura 6a

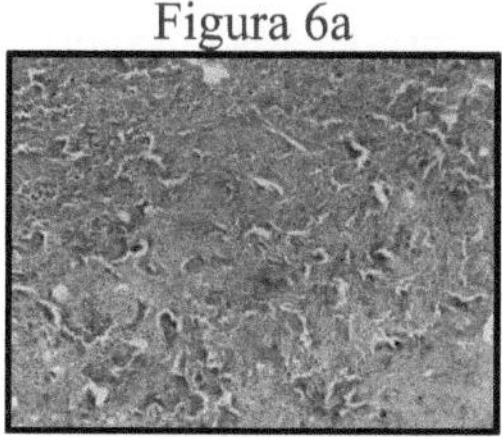

Figura 6 b

Figura 6 c

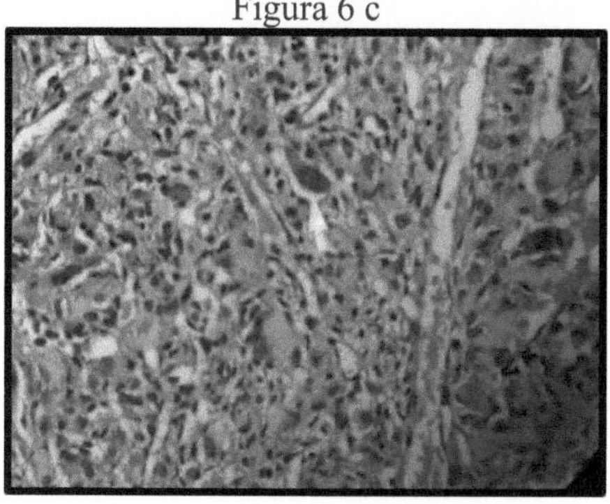

O epitélio escamoso estratificado sobrejacente apresenta-se ulcerado

O tecido conjuntivo é composto por abundantes canais vasculares e numerosas trabéculas de osso remodelado.

Encontram-se numerosas células gigantes multinucleadas

Extravasamento de hemácias no centro da amostra

Placa de fibroblastos entrelaçada com feixes de colagénio

A periferia apresenta infiltração de células inflamatórias

DIAGNÓSTICO DIFERENCIAL

Pelas caraterísticas clínicas e radiológicas, a GCCG pode ter semelhanças com outras lesões, como se pode ver em[63] ,

- Hiperparatiroidismo
- Displasia fibrosa
- Fibroma ossificante
- Doença de Paget

Fluxograma 14 - Diagnóstico diferencial da CGCG [63]

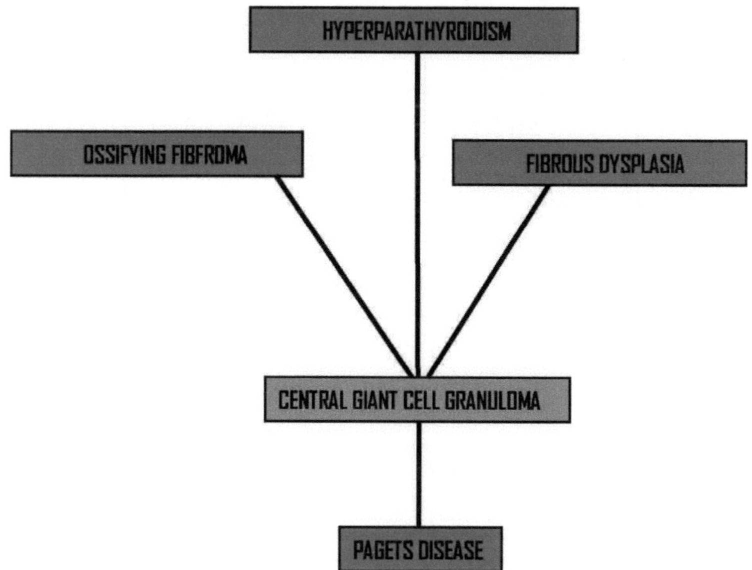

Fluxograma 15- HIPERPARATIROIDISMO

HYPERPARATHYROIDISM

COMMON FEATURES

Mean age - 30-60 year
Female predilection
Multiple within a single bone
Could be associated with hereditary syndrome with one as fibro-osseous lesion

RADIOLOGICAL FEATURES

- **Subtle erosion of bone from subperiosteal surface of phalanges of hand**
- **Osteitis fibrosa cystica**
- **Demineralization and thinning of cortical boundaries**
- **Change in trabeculae**
- **Brown's tumor on later stage**
- **Loss of lamina dura**

TREATMENT

Surgical removal of causative parathyroid

Diagrama de fluxo 16- DIPLASIA FIBROSA

FIBROUS DYSPLASIA

COMMON FEATURES

Younger age
No gender predilection
Monostotic and polyostotic
Polyostotic common in pregnant females

RADIOGRAPHIC FEATURES

- **Maxilla is commonly affected**
- **Commonly unilateral but can be bilateral**
- **RIND SIGN (lucent lesion with thick sclerotic borders)**
- **Internal structure may be radiolucent, radiopaque and mixed**
- **GROUND GLASS APPEARANCE**
- **Shepherd Crook deformity**
- **Superiorly displaced inferior alveolar canal**

TREATMENT

Observation
Medical therapy
Surgical remodelling
Radical excision and reconstruction

Fluxograma 17- FIBROMA DE OSSIFICAÇÃO

OSSIFYING FIBROMA

COMMON FEATURES

Occur at any age more common in young adult
Female predilection
Usually asymptomatic
Rapid growth result in deformity of jaw
Displacement of teeth occur in larger lesions

RADIOLOGICAL FEATURES

- **Mandible mostly affected**
- **Inferior to premolar and molar**
- **Mixed radiolucent-radiopaque pattern**
- **Inferiorly displaced inferior alveolar canal**

TREATMENT

Surgical enucleation or resection

Fluxograma 18- DOENÇA DOS PAGETAIS

PAGETS DISEASE

COMMON FEATURES

Later middle and old age
Male predilection
Affected bone is enlarged and deformed
Elevated serum alkaline phosphatase and hydroxyproline in urine
Frequent changing of dentures

RADIOGRAPHIC FEATURES

- **Maxilla is mostly affected and occur bilaterally**
- **Four stages – osteolytic, combined, sclerotic and malignant degeneration**
- **Tam o Shanter sign**
- **Blade of grass/ candle flame/ advancing wedge sign**
- **Kohler's tear drop (Brim sign/ Rim sign)**
- **cotton wool appearance, Jigsaw/ mosaic pattern**
- **Saber Shin**
- **Pseudofracture / Milkman syndrome**

TREATMENT

- **Surgical excision**
- **Medical management - calcitonin, bisphosphonate and sodium etidronate**

TRATAMENTO

Existem vários protocolos de tratamento para a gestão da CGCG, nomeadamente

- Tratamento cirúrgico
- Corticosteróides
- Calcitonina
- Interferão alfa
- Anticorpos monoclonais

Denosumab

Imatinib

- Bisfosfonatos

TRATAMENTO CIRÚRGICO

É o tratamento mais comum para o tratamento da GCCG. É influenciado pelo tipo, tamanho e localização da lesão. Quando a lesão é pequena e não agressiva, quando há envolvimento do periósteo e em caso de reabsorção óssea superficial, podem ser efectuadas curetagem e enucleação.[103] A criocirurgia e a ostectomia também foram tentadas em alguns casos.

No caso das formas agressivas, existe uma elevada probabilidade de reincidência, o que leva à ideia de uma ressecção em bloco com uma margem de 5 mm de tecido normal, o que provoca a perda de dentes e a lesão irreversível do nervo alveolar inferior[105] . Alterar a reconstrução é planeado. Antes da reconstrução, as margens são esterilizadas termicamente com uma crioprobe laser.[106] A reconstrução pode ser efectuada com implantes osseointegrados ou uma prótese overdenture ou utilizando um enxerto ósseo autólogo da crista ilíaca.[107]

Embora reduza as hipóteses de recorrência, é um procedimento invasivo e pode causar perda de dentes, danos nos nervos e na estética. Por conseguinte, têm sido propostas várias abordagens terapêuticas alternativas para controlar a GCCG, identificando e tratando as suas etiologias. [105]

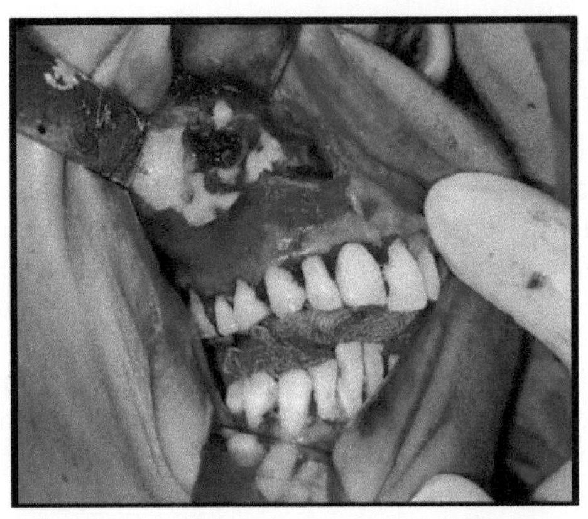

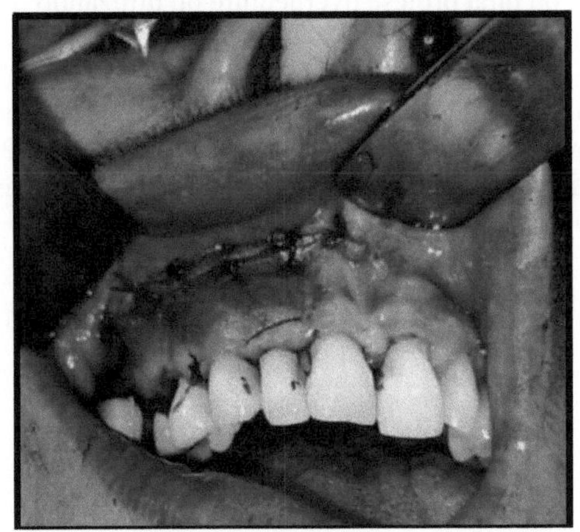

FIGURA 7a,b - TRATAMENTO CIRÚRGICO DA CGCG NA MAXILA

7a - Exposição da CGCG no maxilar

7b - Sutura após remoção

CORTICOSTERÓIDES

A utilização de corticosteróides para tratar a GCCG foi inicialmente documentada por Jacoway et al. 108. Isto baseou-se na teoria de que os corticosteróides poderiam inibir a diferenciação dos macrófagos e a sua atividade, o que é semelhante ao efeito dos corticosteróides na sarcoidose. 104 Os corticosteróides podem inibir a produção de proteínas lisossomais pelas células gigantes, o início da apoptose de células semelhantes a osteoclastos e a inibição de factores de transcrição, parando assim a reabsorção óssea.[109]

A normalização do protocolo de injeção (2010) explica que 1mL de solução (hexaacetonido de triancinolona 20mg/mL diluído numa solução anestésica de lidocaína 2%/epinefrina 1/200.000 na proporção de 1 para 1) por centímetro de cubo da lesão radioactiva, duas vezes por semana durante seis semanas.[104]

A avaliação baseia-se em 4 parâmetros:

- EstabilizaçãoZrecorrência da lesão com exame radiográfico
- Ausência de sintomas
- Aumento da radio-opacidade num exame radiográfico que revela calcificação central ou periférica
- Dificuldade crescente da injeção intralesional[104]

Devido ao baixo custo e à reduzida interferência/comprometimento das estruturas vitais, possui um passo à frente na escolha como primeira etapa do tratamento antes da cirurgia[110] . A terapia combinada que sugere a combinação de corticosteróides e cirurgia parece ter mais efeitos em lesões uniloculares do que em lesões multiloculares devido ao facto de faltarem poucas áreas.[111]

Os corticosteróides podem ser administrados isoladamente ou em conjunto com calcitonina ou bifosfonatos, desde que não haja preocupações de segurança. De acordo com Lange et al., podem provocar o desenvolvimento de osteonecrose da mandíbula relacionada com a medicação. [112]
O principal inconveniente é o tratamento prolongado e o desconforto, não sendo adequado para indivíduos sistemicamente comprometidos. Cerca de 50 % dos casos apresentam recorrência e algumas das lesões aumentaram de

tamanho e outras mostram-se mais radiopacas.[113-116]

CALCITONINA

As células C da tiroide produzem uma hormona semelhante a um péptido, a calcitonina. A calcitonina provoca um aumento do influxo de cálcio para os ossos, o que é antagónico à PTH. O tratamento baseia-se na teoria de que as células gigantes da CGCG são osteoclastos que utilizam anticorpos monoclonais específicos dos osteoclastos, o que é demonstrado pelo estudo imunohistoquímico e, por conseguinte, a calcitonina inibe diretamente as células gigantes que possuem receptores de calcitonina. [117,118]

O "fenómeno de fuga" é o principal obstáculo no tratamento da GCCG com corticosteróides e calcitonina. A administração crónica / de maior duração de calcitonina resultou numa diminuição significativa da expressão dos receptores de calcitonina. O mecanismo exato ainda não é claro.[119] Em combinação com corticosteróides, esta situação é resolvida.[120]

Harris utilizou injecções subcutâneas diárias de calcitonina em lesões agressivas como alternativa à cirurgia, com base nas semelhanças histológicas com o HPT.[121]

Kaban et al. relataram o crescimento contínuo de uma lesão durante o tratamento com calcitonina humana. A calcitonina de salmão também está disponível em alguns países, embora tenha um efeito mais forte do que a calcitonina humana, é mais imunogénica. Um estudo in vitro mostrou que não há diferença no efeito da calcitonina humana ou de salmão na inibição da reabsorção óssea osteoclástica.[122,123]

A biodisponibilidade da calcitonina é de 70% nas injecções subcutâneas e de 3% a 25% num spray nasal. É menos agressiva do que a cirurgia, pelo que pode ser uma opção de tratamento conservador.

INTERFERÃO ALFA

Trata-se de uma citocina com propriedades antivirais e antiangiogénicas. O mecanismo de ação do interferão é a inibição da produção do fator de crescimento endotelial vascular (VEGF) e do fator básico de crescimento dos fibroblastos (FGF) - factores de angiogénese.[116] Pode ser produzido por tecnologia de ADN recombinante ou purificado a partir de células humanas em cultura[12] 4. Em 1999, Kaban et al. utilizaram-no para o tratamento da CGCG.

Segundo Collins et al., quando o alfa-interferão é utilizado como monoterapia, obtiveram-se bons resultados como a estabilização da lesão ou mesmo uma ligeira regressão, mas apenas num caso foi possível obter a remissão completa.[125] Os efeitos adversos ligeiros mais comuns relatados são náuseas, cefaleias e febre. No entanto, algumas reacções graves como rash cutâneo, neuropatia, trombocitopenia e aumento das transaminases hepáticas ocorrem em 15% dos doentes 126, 127.

Kaban et al. efectuaram um estudo em 26 casos de LCCG em que se procedeu à curetagem e, posteriormente, à administração de 3.000.000 U/m^2 interferão-alfa. O objetivo era evitar recidivas pós-operatórias frequentes, evitando assim a aplicação de terapias mais invasivas, como a cirurgia em bloco, e obter excelentes resultados.[128]

Num outro estudo, combinado com um anticorpo monoclonal, o imatinib apresentou melhores resultados. O imatinib actua reduzindo os receptores RANK cuja ativação é normalmente um passo necessário para dar origem aos osteoclastos. Estes dois medicamentos inibem dois mecanismos diferentes da osteoclastogénese e, por isso, em conjunto, são mais eficazes do que em monoterapia[129] .

ANTICORPOS MONOCLONAIS

A formação de osteoclastos envolve a interação entre as células estromais, que expressam RANKL, e os precursores mononucleares de osteoclastos que expressam RANK e o RANKL é também um poderoso estimulador da atividade de reabsorção óssea dos osteoclastos [130]. Estes processos são inibidos pela osteoprotegerina (OPG), que é um recetor isco para o RANKL, e também por um anticorpo monoclonal para o RANKL, como o denosumab.

DENOSUMAB

O denosumab é um anticorpo monoclonal IgG2 humano derivado de linhas celulares de mamíferos e inibe a ativação e a diferenciação de células gigantes semelhantes a osteoclastos e os danos osteolíticos através da ligação do ligando RANK. [131,132]

O tratamento neo-adjuvante do CGCG com denosumab pode permitir uma redução do volume ou mesmo uma reossificação do quisto e pode reduzir eficazmente o estádio do tumor para facilitar uma cirurgia menos mórbida ou evitar completamente a necessidade de ressecção. No entanto, a recorrência local após a cirurgia é uma das principais preocupações [133].

De acordo com Chawla et al., o estudo não demonstrou progressão da doença em 69% dos doentes com um seguimento de 13 meses após o tratamento, dos 100 doentes com GCTB recuperável, 74 não necessitaram de cirurgia e 16/26 tiveram uma cirurgia menos mórbida do que a previamente programada[134] .

Todos os doentes foram tratados com injecções de denosumab de 120 mg por via subcutânea, mensalmente, durante seis meses, em alternativa à cirurgia ou em caso de recidiva da doença após a cirurgia inicial. Em todos os casos, verificou-se a ossificação das lesões CGCG e, nalguns casos, a sua regressão. Várias respostas foram confirmadas histologicamente com uma biópsia repetida que não mostrou quaisquer células gigantes tipo osteoclastos residuais ou tecido granular [135].

As principais reacções adversas relacionadas com o tratamento são dores de cabeça e dores nas costas. A utilização de denosumab 120 mg por mês pode potencialmente causar osteonecrose dos maxilares. Por este motivo, em França, a ANSM contra-indica a utilização de denosumab em crianças.[136]

IMATINIB

É um inibidor da proteína tirosina quinase utilizado para tratar a leucemia mieloide crónica (LMC) e os tumores estromais do TGI. O mecanismo de ação está direcionado para a inibição das tirosina-quinases bcr-abl e do recetor do fator de células estaminais (c-kit). [137]

De acordo com Dewar et al., no seu estudo foi observada uma diminuição dose-dependente do RANK. Esta descoberta sugere fortemente que o imatinib pode ser um agente anti-osteolítico eficaz e, por conseguinte, pode ser útil no tratamento de doenças esqueléticas que envolvem uma atividade excessiva dos osteoclastos[13] 8.
Os efeitos adversos registados foram ligeiros a moderados, como anemia e erupções cutâneas.[139]

BIFOSFONATOS

Os bisfosfonatos têm uma elevada afinidade pelos locais de ligação da hidroxiapatite nas superfícies ósseas. Depositam-se facilmente em zonas de elevada renovação óssea, onde são fagocitados pelos osteoclastos. A capacidade dos bisfosfonatos para inibir a reabsorção óssea resulta do facto de prejudicarem diretamente a função dos osteoclastos reabsorventes e de diminuírem o desenvolvimento de progenitores de osteoclastos. [140]

Landsberg et al. relataram três casos de lesões centrais de células gigantes tratadas com bifosfonatos: o primeiro caso resultou numa excelente cicatrização e sucesso com remissão total da lesão; o segundo doente apresentou uma redução de 30% da lesão; o terceiro doente apresentou estabilização mas não regressão da lesão.[141]

Chien et al. demonstraram que a terapêutica com ácido zoledrónico (ZA) é uma opção razoável para crianças com GCCG que recidivaram ou são refractárias a terapêuticas alternativas e os doentes toleraram bem a terapêutica com ZA. Para fornecer um tipo de protocolo clínico, sugeriram a administração mensal de cursos curtos de ZA.[142]

Da Silva foi o primeiro a utilizar a combinação de alendronato com corticosteróides. Não pareceu ter benefícios no tratamento da GCCG.[143]

De Mendonça et al. tentaram tratar a GCCG com injecções intralesionais de corticosteróides em associação com bifosfonatos e carbonato de cálcio, o que melhorou a formação óssea e obteve um melhor prognóstico. Este facto ajuda a evitar a cirurgia e os danos na função e estética maxilofaciais[144] . Embora sejam benéficos, apresentam um risco de desenvolvimento de osteonecrose dos maxilares relacionada com a medicação após cirurgia dentoalveolar.

CONCLUSÃO

A LCCG é uma lesão intra-óssea proliferativa benigna e não neoplásica da mandíbula, de etiologia desconhecida, que é diagnosticada durante as duas primeiras décadas de vida. As caraterísticas clínicas assemelham-se a muitas outras lesões da cavidade oral, o que, por sua vez, constitui um dilema no diagnóstico. As imagens radiográficas comparáveis a outras lesões são notáveis, dando uma pista no diagnóstico.

Além disso, a correlação histopatológica, juntamente com o envolvimento sistémico, como o HPT, também fornece uma pista para ultrapassar a abordagem "fora da caixa". As modalidades de tratamento baseadas na natureza da lesão e na extensão também são importantes para melhorar a qualidade de vida e a estética do paciente.

Por conseguinte, é necessário um conhecimento aprofundado da lesão, que será útil para melhorar a prática clínica e para melhorar o estado de saúde do doente.

BIBLIOGRAFIA

1. Jaffe HL. Granuloma reparador de células gigantes, quisto ósseo traumático e displasia fibrosa (fibro-óssea) dos ossos maxilares. Cirurgia Oral 1953;6:159- 75
2. Viganò L, Berberi J, Bruno F, Caggiula A, Di Loreto M, Pettinicchio M, Vendrame A, Casu C. Granuloma Central de Células Gigantes: Uma Revisão Narrativa das Caraterísticas Radiológicas e Diagnóstico Diferencial.
3. Müller S. Atualização da 4ª edição da Organização Mundial de Saúde dos tumores da cabeça e do pescoço: tumores da cavidade oral e da língua móvel. Patologia da cabeça e do pescoço. 2017 Mar;11:33-40.
4. K. Triantafillidou, G. Venetis, G. Karakinaris, and F. Iordanidis, "Central giant cell granuloma of the jaws: a clinical study of 17 cases and a reviewof the literature,"'*Annals ofOtology, Rhinology and Laryngology,* vol. 120, no. 3, pp. 167-174, 2011.
5. Chuong R, Kaban LB, Kozakewich H, Perez-Atayde A. Lesões centrais de células gigantes dos maxilares: um estudo clinicopatológico. J Oral Maxillofac Surg 1986;44:708-713.
6. Bo§ca AB, $ovrea AS, Miclãuç V, Ruxanda F, Mihu CM, Melincovici CS, Constantin AM, Petrescu BN, Campian RS, Parvu AE, Ilea A. Diagnostic and therapeutic approaches in oral cavity granulomas based on new data concerning their origin and pathogenesis. Rom J Morphol Embryol 2018; 59(3): 679-690.
7. Nilesh K, Dadhich A, Patil R. Gestão do granuloma central recorrente de células gigantes da mandíbula utilizando corticosteroide intralesional com acompanhamento a longo prazo. BMJ Case Rep 2020; 13(9): e237200.
8. Stage D, Pusel J, Janser JC, Rodier D, Philippe E. A propos de 3 cas de granulome central de réparation. Ann Otolaryngol Chir Cervicofac 1986;103:159-166.
9. Eisenbud L, Stern M, Rothberg M, Sachs SA. Granuloma central de células gigantes dos maxilares: experiências no tratamento de trinta e sete casos. J Oral Maxillofac Surg. 1988;46(5):376-84.
10. I. Itonaga, I. Hussein, O. Kudo et al., "Cellular mechanism of osteoclast formation and lacunar resorption in giant cell granuloma of the jaw," *Journal of Oral Pathology and Medicine,vol.* 32, no. 4, pp. 224-231, 2003
11. Abdelqader S, Roche N, Manfredi L, et al. Granuloma de células gigantes: 2 relatos de casos. J Oral Med Oral Surg 2018; 24(4):182-6
12. White SC, Pharoah MJ. Doenças do osso manifestadas nos maxilares, em: S. White, M. Pharoah (Eds.), Oral Radiology

Principles and Interpretation, quinta ed., Mosby, St. Louis, MO, 2004: 501-503.

13. Abu-El-Naaj I, Ardekian L, Liberman R, Peled M. Granuloma central de células gigantes do côndilo mandibular: uma apresentação rara, J. Oral Maxillofac. Surg. 2002; 60: 939-941.
14. Carinci F, Piattelli A, Martinelli M, Palmieri A, Rubini C, Fioroni M, Scapoli L, Laino G, Caputi S, Becchetti A, Pezzetti F. Perfil genético do granuloma central de células gigantes dos maxilares, J. Craniofac. Surg. 2005; 3: 399407.
15. Tosco P, Tanteri G, Iaquinta C, Fasolis M, Roccia F, Berrone S, *et al.* Tratamento cirúrgico e reconstrução do granuloma central de células gigantes dos maxilares: Uma revisão de 18 casos. J Craniomaxillofac Surg 2009;37:380-7.
16. Vered M, Buchner A, Dayan D. Granuloma de células gigantes dos ossos maxilares - Lesão vascular aproliferativa? Estudo imunohistoquímico com fator de crescimento endotelial vascular e fator de crescimento de fibroblastos básicos. J Oral Pathol Med 2006;35:613-9.
17. Hillerup S, Hjorting-Hansen E. Cisto ósseo aneurismático - cisto ósseo simples, dois aspectos da mesma entidade patológica? Int J Oral Surg 1978;7:16-22.
18. Kurra S, Reddy S, Gunupati S, Srikanth K, Reddy S. Displasia fibrosa e granuloma central de células gigantes: um relato de lesão híbrida com a sua revisão e patogénese hipotética. Jornal de Investigação Clínica e Diagnóstica: JCDR. 2013 maio;7(5):954.
19. Haque AU, Moatasim A, Giant cell tumor of bone: a neoplasm or a reactive condition? *Int J Clin Exp Pathol* 2008 1(6):489-501.
20. Liu B, Yu SF, Li TJ, Multinucleated giant cells in various forms of giant cell containing lesions of the jaws express features of osteoclasts *J Oral Pathol Med* 2003 32(6):367-75.
21. Penfold CN, McCullagh P, Eveson JW, Ramsay A, Giant cell lesions complicating fibro-osseous conditions of jaws *Int J Oral Maxillofac Surg* 1993 22(3):158-62
22. Miyamoto N, Higuchi Y, Tajima M, Ito M, Tsurudome M, Nishio M, Spin dle-shaped cells derived from giant-cell tumor of bone support differentiation of blood monocytes to osteoclast-like cells *J Orthop Res* 2000 18(4):647-54.
23. Farzaneh AH, Pardis PM, Central giant cell granuloma and fibrous dyplasia occuring in the same jaw *Med Oral Patol Oral Cir Bucal* 2005 (10 suppl 2):E130-132.
24. Flanagan AM, Nui B, Tinkler SMB, Horton MA, Williams DM,

Chamber s TJ, The multinucleate cells in giant cell ganulomas of the jaw are osteoclasts *Cancer* 1988 62(6):1139-45.

25.Motamedi MH, Eshghyar N, Jafari SM. Granulomas periféricos e centrais de células gigantes dos maxilares: Um estudo demográfico. *Oral Surg Oral Med Oral Pathol Oral Radiol Endod.* 2007;103:39-43.

26.Waldron CA, Shafer WG. O granuloma reparador central de células gigantes dos maxilares: Uma análise de 38 casos. *Am J Clin Pathol.* 1966;45:437-47.

27.Whitaker SB, Waldron CA. Lesões centrais de células gigantes dos maxilares. Um estudo clínico, radiológico e histopatológico. Oral Surg Oral Med Oral Pathol 1993;75:199-208.

28.Austin LT, Dahlin CD, Royer RQ. Giant cell reparative granuloma and related conditions affecting the jawbones. Oral Surg Oral Med Oral Pathol 1959;12:1285-1295.

29.Chuong R, Kaban LB, Kozakewich H, Perez-Atayde A. Lesões centrais de células gigantes dos maxilares: um estudo clinicopatológico. J Oral Maxillofac Surg 1986;44:708-713.

3 0.Sun, ZJet al. Granuloma central de células gigantes dos maxilares: avaliação clínica e radiológica de 22 casos.Skeletal Radiology, v. 38, no. 9, p. 903-909, 2009.

31.Jerkins, D.et al. Granuloma Central de Células Gigantes da Mandíbula Requerendo Múltiplas Modalidades de Tratamento: Um relato de caso.Journal of Oral and Maxillofacial Surgery, v. 74, no. 8, p. 1596-1607, 2016.

32.Lopez-Arcas JM, Cebrian L, Gonzalez J, Burgueno M. Cisto ósseo aneurismático da mandíbula: Apresentação de caso e revisão da literatura. Med Oral Patol Oral Cir Bucal 2007;12:401-3.

33.Kaffe I, Ardekian L, Taicher S. Caraterísticas radiológicas do granuloma central de células gigantes dos maxilares. *Oral Surg Oral Med Oral Pathol Oral Radiol Endod.* 1996;81:720-6.

34.Walstad WR, Fields T, Schow RS, Mckenna SJ (1999) Lesão expansiva da maxila anterior. J Oral Maxillofac Surg 57:595-599

35.Chuong R, Kaban LB, Kozakewich H, Perez-Atayde A. Lesões centrais de células gigantes dos maxilares: um estudo clinicopatológico. J Oral Maxillofac Surg 1986;44:708-713.

3 6.Sidhu MS, Parkash H, Sidhu SS. Granuloma central de células gigantes dos maxilares - revisão de 19 casos. Br J Oral Maxillofac Surg 1995;33:43-46.

37.Jeyaraj P. Gestão de granulomas centrais de células gigantes dos maxilares: Um relato de caso incomum com avaliação crítica da literatura existente. *Ann Maxillofac Surg.* 2019;9(1):37-47.

38.Mahajan A, Ganvir SM, Hazarey VK. Correlação de caraterísticas clínico-patológicas e contagens de AgNOR entre lesão central de células gigantes agressiva e não agressiva. J Oral Maxillofac Pathol 2015;12:8-15.
3 9.Omami G. Multicentric Synchronous Giant Cell Granulomas of the Mandible (Granulomas multicêntricos de células gigantes da mandíbula). Ear, Nose & Throat Journal. 2022 maio;101(4):NP178-9.
40.Tahmasbi-Arashlow M, Patel PB, Nair MK, Liang H, Cheng YS. Tomografia computorizada de feixe cónico do granuloma central de células gigantes: Uma revisão abrangente. Ciência da Imagem em Odontologia. 2022 Jun;52(2):123.
41.Wang Y, Le A, El Demellawy D, Shago M, Odell M, Johnson-Obaseki S. Um granuloma central agressivo de células gigantes num doente pediátrico: relato de caso e revisão da literatura. Journal of Otolaryngology-Head & Neck Surgery. 2019 Dec;48:1-7.
42.Munzenmayer J, Tapia P, Zeballos J, Martínez A, Compan Á, Urra A, Spencer ML. Granuloma central de células gigantes do côndilo mandibular. Relato de caso. Revista clínica de periodoncia, implantología y rehabilitación oral. 2013 Aug 1;6(2):83-6.
43.Roth M, Meier J, Ettl T, Kwok P, Riemenschneider MJ, Zoubaa S, Schebesch KM. Granuloma central de células gigantes do osso temporal e da articulação temporo-mandibular: relato de um caso.
44.Lorenzo JC, Dorfman HD. Granuloma reparador de células gigantes dos ossos tubulares curtos das mãos e dos pés. *Am JSurgPathol.* 1980;4:551-63.
45.Glass TA, Mills SE, Fechner RE. Granuloma reparador de células gigantes das mãos e dos pés. *Radiology.* 1983;149:65-8.
46. H. N. Arda, M. F. Karakus, M. Ozcan, N. Arda e T. Gun, "Giant cell reparative granuloma originating from the ethmoid sinus", *International Journal of Pediatric Otorhinolaryngologyyol.* 67, no. 1, pp. 83-87, 2003.
4 7.Shah UA, Shah AK, Kumar S (2006) Giant cell reparative granuloma of the jaw: a case report. Indian J Radiol Imag 16(4):677-678
48.Kruse-Losler B, Diallo R, Gaertner C, Mischke KL, Joos U, Kleinheinz J. Granuloma central de células gigantes dos maxilares: Um estudo clínico, radiológico e histopatológico de 26 casos. *Oral Surg Oral Med Oral Pathol Oral Radiol Endod,* 2006; 101: 346-354.
49.Lewis KK, Herold J. Lesões familiares de células gigantes da mandíbula - ocorrência invulgar. J Oral Maxillofac Surg 2013;71:e75-6.
50.de Lange J, van den Akker HP, van den Berg H. Granuloma central de células gigantes da mandíbula: Uma revisão da literatura com ênfase nas

opções terapêuticas. Oral Surg Oral Med Oral Pathol Oral Radiol Endod 2007;104:603-15.

51.Fechner RE, Stacey EM. *Atlas of tumor pathology; tumors of the bones and joints*. Instituto de Patologia das Forças Armadas; 1992. pp. 181-2.

52.Ebrahimi H, Yazdani J, Pourshahidi S, Esmaeli F, Zenouz AT, Mehdipour M. Central giant cell granuloma of the posterior maxilla: A case report. Jornal de investigação dentária, clínicas dentárias, perspectivas dentárias. 2008;2(2):71.

53.Minic A, Stajcic Z. Significado prognóstico da perfuração cortical na recorrência de granulomas centrais de células gigantes dos maxilares. J Craniomaxillofac Surg 1996;24:104-8.

54.Bataineh AB, Al-Khateeb T, Rawashdeh MA. O tratamento cirúrgico do granuloma central de células gigantes da mandíbula. J Oral Maxillofac Surg 2002;60:756-61.

55.Kruse-Losler B, Diallo R, Gaertner C, Mischke KL, Joos U, Kleinheinz J. Granuloma central de células gigantes dos maxilares: Um estudo clínico, radiológico e histopatológico de 26 casos. Oral Surg Oral Med Oral Pathol Oral Radiol Endod 2006;101:346-54.

56. Kaban LB, Troulis MJ, Ebb D, August M, Hornicek FJ, Dodson TB. Terapia antiangiogénica com interferão alfa para lesões de células gigantes dos maxilares. J Oral MaxillofacSurg 2002;60:1103-11.

57. Malik S, Singh V, Singh G, Dahiya N. Granuloma central de células gigantes da mandíbula: Uma Apresentação Rara. Jornal Internacional de Cirurgia de Cabeça e Pescoço. 2014 Abr 1;3(3):172-4.

5 8.Ishinaga H, Otsu K, Mouri G, Takeuchi K. Granuloma reparador de células gigantes agressivo da cavidade nasal. Relatos de casos em Otorrinolaringologia. 2013 Jan 1;2013.

59. Tasanen A, von Konow L, Nordling. Lesão central de células gigantes no côndilo mandibular. Relato de um caso. Oral Surg Oral Med Oral Pathol 1978; 45: 532-539.

60. Shensa D, Nasseri S. Granuloma reparador central de células gigantes do côndilo mandibular. J Oral Surg 1978; 36: 642-643.

61. Abu-El-Naaj I, Ardekian L, Liberman R, Peled M. Central giant cell granuloma of the mandibular condyle: a rare presentation.J Oral Maxillofac Surg 2002; 60: 939-941.

62. Jadu FM, Pharoah MJ, Lee L, Baker GI, Allidina AJ. Granuloma central de células gigantes do côndilo mandibular: relato de caso e revisão da literatura. Radiologia Dentomaxilofacial. 2011 Jan;40(1):60-4.

63. Nasim A, Mohan RP, Kamarthi N, Wadhwan V. Idiopathic Bilateral Central Giant Cell Granuloma of Jaw-A Case Report and Brief Review of Reported Cases. Jornal de Diagnóstico Oral. 2017;2(1):1-8.

64. Hongal BP, Joshi P, Kulkarni V, Baldawa P. Granulomas centrais de células gigantes dos maxilares: Uma Revisão da Literatura com Ênfase no Diagnóstico Diferencial de Lesões Relacionadas. Int J Contemp Dent Med Rev. 2015;010115.
65. Carvalho VM, Perdigão PF, Amaral FR, de Souza PE, De Marco L, Gomez RS. Novas mutações no gene SH3BP2 associadas a lesões esporádicas de células gigantes centrais e querubismo. Oral Dis. 2009;15:106-10.
66. Gulati D, Bansal V, Dubey P, Pandey S, Agrawal A. Central giant cell granuloma do maxilar posterior: primeira expressão de hiperparatiroidismo. Relatos de casos em endocrinologia. 2015 Jan 26;2015.
67. S. Warnakulasuriya, B. D. Markwell, e D. M. Williams, "Familial hyperparathyroidism associated with cementifying fibromas of the jaws in two siblings," Oral Surgery Oral Medicine and Oral Pathology, vol. 59, no. 3, pp. 269-274, 1985.
68. L. Watson e I. R. H. Faccini, "Metabolic diseases of the jaws", em Scientific Foundations in Dentistry, pp. 573-581, William Heinemann, Londres, Reino Unido, 1976.
69. E. H. Rosenberg e W. C. Guralinick, "Hyperparathyroidism: a review of 220 proven cases, with special emphasis on findings in the jaws," Oral Surgery, vol. 15, suplemento 2, artigo 83, 1962.
70. V. Kumar, A. K. Abbas, N. Fausto, e J. Aster, Robbins & Cotran Pathologic Basis of Disease, 8ª edição, 2010.
71. Butel A, Di Bernardo G, Louvet B. Granuloma central de células gigantes: um relato de caso. J Oral Med Oral Surg 2018; 24(1):24-8.
72. Abdelqader S, Roche N, Manfredi L, et al. Granuloma de células gigantes: 2 relatos de casos. J Oral Med Oral Surg 2018; 24(4):182-6.
73. Neychev D, Pilichev B, Serteva D, Kanazirska P. Um caso raro de um tumor de células gigantes causado por deficiência de vitamina D. Folia Medica. 2022;64(4):676-81.
74. McCance RA. Osteomalacia com nódulos de Looser (síndroma de Milkman) devido a uma resistência elevada à vitamina D adquirida por volta dos 15 anos de idade. Q J Med. 1947;16(1):33-46
75. Folpe AL, Fanburg-Smith JC, Billings SD, et al. A maioria dos tumores mesenquimatosos associados à osteomalácia são uma entidade histopatológica única: uma análise de 32 casos e uma revisão exaustiva da literatura. Am J Surg Pathol. 2004; 28(1): 1-30
76. Liu S, Quarles LD. Como funciona o fator de crescimento dos fibroblastos 23. J Am Soc Nephrol. 2007; 18(6):1637-1647 4.
77. Nelson AE, Bligh RC, Mirams M, et al. Seminário de casos clínicos: fator

de crescimento de fibroblastos 23: um novo marcador clínico para osteomalácia oncogénica. J Clin Endocrinol Metab. 2003;88(9):4088-4094 5.

78. Collins MT, Lindsay JR, Jain A, et al. O fator de crescimento dos fibroblastos-23 é regulado pela 1alfa, 25-dihidroxivitamina D. J Bone Miner Res. 2005;20(11): 1944-1950

79. Reyes-Múgica M, Arnsmeier SL, Backeljauw PF, Persing J, Ellis B, Carpenter TO. Raquitismo induzido por tumor mesenquimal fosfatúrico. Pediatr Dev Pathol. 2000;3(1):61-69 .

80. Nakamura T, Aizawa T, Hoshikawa T, et al. Osteomalácia induzida por tumor mesenquimal fosfatúrico da coluna cervical. J Orthop Sci. 2o14.

81. Houang M, Clarkson A, Sioson L, et al. Os tumores mesenquimatosos fosfatúricos apresentam uma coloração positiva para o recetor 2A da somatostatina (SSTR2A). Hum Pathol. 2013; 44(12):2711-2718.

82. Fernández-Cooke E, Cruz-Rojo J, Gallego C, Romance AI, Mosqueda-Peña R, Almaden Y, Sánchez del Pozo J. Raquitismo induzido por tumor numa criança com um granuloma central de células gigantes: relato de um caso. Pediatrics. 2015 Jun;135(6):e1518-23.

83. Kaffe I, Ardekian L, Taicher S, Littner MM, Buchner A. Radiologic features of central giant cell granuloma of the jaws. Oral Surg Oral Med Oral Pathol Oral Radiol Endod 1996;81: 720-26.

84. Vasconcelos RG, Vasconcelos MG, Queiroz LMG. Lesões periféricas e centrais de células gigantes: etiologia, origem das células gigantes, diagnóstico e tratamento. *J Bras PatolMedLab* 2013; **49**: 446-52.

85. Bhalodiya NH, Singh N. Giant cell reparative granuloma of posterior ethmoid: a case report. *Indian J Otolaryngol Head Neck Surg* 2005; **57**: 325-7.

86. Ung F, Li KK, Keith DA, McKenna MJ. Granuloma reparador de células gigantes do osso temporal: relato de caso e revisão da literatura. *Otolaryngol Head Neck Surg* 1998; **118**: 525-9.

8 7. Shrestha S, Zhang J, Yan J, Zeng X, Peng X, He B. Caraterísticas radiológicas do granuloma central de células gigantes: estudo comparativo de 7 casos e revisão da literatura. Radiologia Dentomaxilofacial. 2021 Jul 1;50(5):20200429.

88. Yadav S, Singh A, Kumar P, Tyagi S. Caso recorrente de granuloma central de células gigantes com envolvimento múltiplo de tecidos moles. Jornal nacional de cirurgia maxilofacial. 2014 Jan;5(1):60.

89. Tahmasbi-Arashlow M, Patel PB, Nair MK, Liang H, Cheng YS. Tomografia computorizada de feixe cónico do granuloma central de células gigantes: Uma revisão abrangente. Ciência da Imagem em Odontologia. 2022 Jun;52(2):123.

90.Kruse-Losler B, Diallo R, Gaertner C, Mischke KL, Joos U, Kleinheinz J. Granuloma central de células gigantes dos maxilares: um estudo clínico, radiológico e histopatológico de 26 casos. Oral Surgery, Oral Medicine, Oral Pathology, Oral Radiology, and Endodontology. 2006 Mar 1;101(3):346- 54.
91.Ramesh V. "Central giant cell granuloma" -An update. Jornal de Patologia Oral e Maxilofacial: JOMFP. 2020 Sep;24(3):413.
9 2.Sivapathasundharam B. Shafer's Textbook of Oral Pathology-E Book. Elsevier Ciências da Saúde; 2016 Jul 25.
93.Garg P, Jain J, De N, Chatterjee K. Um granuloma central de células gigantes na parte posterior do maxilar - um relato de caso. Revista internacional de relatos de casos de cirurgia. 2017 Jan 1;30:222-5.
94.Martinez-Gavidia EM, Bagan JV, Milian-Masanet MA, de Miguel EL, Pérez-Vallés A. Tumor castanho altamente agressivo da maxila como primeira manifestação de hiperparatiroidismo primário. Revista internacional de cirurgia oral e maxilofacial. 2000 Dec 1;29(6):447-9.
95.Neychev D, Pilichev B, Serteva D, Kanazirska P. Um caso raro de um tumor de células gigantes causado por deficiência de vitamina D. Folia Medica. 2022;64(4):676-81.
96.Kumar KA, Humayun S, Kumar BP, Rao JB. Granuloma reparador de células gigantes da maxila. Ann Maxillofac Surg. 2011 Jul;1(2):181-6.
97.Abdelrahman TE. Tumores marrons da mandíbula: desafios e resultados. International Surgery Journal. 2017 Oct 27;4(11):3586-9.
98.Dos Santos B, Koth VS, Figueiredo MA, Salum FG, Cherubini K. Tumor marrom dos maxilares como manifestação de hiperparatireoidismo terciário: Revisão de literatura e relato de caso. Cuidados especiais em odontologia. 2018 maio;38(3):163-71.
99.Ciorba A, Altissimi G, Giansanti M. Granuloma de células gigantes da maxila: relato de caso. Ata Otorhinolaryngol Ital. 2004 Feb ;24(1) :26-9
100. Hosur MB, Puranik RS, Vanaki SS, Puranik SR, Ingaleshwar PS. Perfil clinicopatológico dos granulomas centrais de células gigantes: Uma experiência institucional e um estudo da expressão imunohistoquímica do p63 no granuloma central de células gigantes. Jornal de Patologia Oral e Maxilofacial: JOMFP. 2018 May;22(2):173.
101. Saw S, Thomas N, Gleeson MJ, Bódi I, Connor S, Hortobágyi T. Tumor de células gigantes e granuloma reparador central de células gigantes do crânio: representam os extremos de um espetro? Relato de um caso e revisão da literatura. Pathology & Oncology Research. 2009 Jun;15:291-5.
102. Hirschl S, Katz A. Giant cell reparative granuloma outside the jaw bone: diagnostic criteria and review of the literature with the first case

described in the temporal bone. Human Pathology. 1974 Mar 1;5(2):171-81.
103. Bo§ca AB, $ovrea AS, Miclãuç VI, Ruxanda F, Mihu CM, Melincovici CS, Constantin AM, Petrescu BN, Campian RS, Parvu AE, Ilea A. Diagnostic and therapeutic approaches in oral cavity granulomas based on new data concerning their origin and pathogenesis. Rom J Morphol Embryol. 2018 Jan 1;59(3):679-90.
104. Pham Dang N, Longeac M, Picard M, Devoize L Barthélémy I. Granulome central à cellules géantes del'enfant: présentation des différentes options thérapeutiques [Granuloma central de células gigantes em crianças: Apresentação de diferentes opções terapêuticas]. Rev Stomatol Chir Maxillofac Chir Orale. 2016;117(3):142-146.
105. Ferretti C, Muthray E. Tratamento do granuloma central de células gigantes da mandíbula com corticosteróides intralesionais: relato de caso e revisão da literatura.J Oral Maxillofac Surg. 2011;69(11):2824-2829.
106. Roberson JB, Crocker DJ, Schiller T. O diagnóstico e o tratamento do granuloma central de células gigantes. J Am Dent Assoc. 1997;128(1):81-84.
107. De Corso E, Politi M, Marchese MR, Pirronti T, Ricci R, Paludetti G. Granuloma reparador avançado de células gigantes da mandíbula: caraterísticas radiológicas e tratamento cirúrgico. Ata Otorhinolaryngol Ital. 2006;26(3):168-172.
108. Jacoway JR, Howell FV, Terry BC. Granuloma central de células gigantes - uma alternativa à terapia cirúrgica. Oral Surg Oral Med Oral Pathol 1988;66:572.
109. Fabio Arriola Pacheco, Jasica Ancona Alcocer, Maria Rodri guez, Fernández, Clínica de Cirurgia Oral, Universidade Autónoma de Yucatan, Mérida Yucatán. Injecções intralesionais de corticosteróides no tratamento da lesão central de células gigantes como alternativa a uma abordagem cirúrgica: Relato de caso numa menina de 11 anos de idade. International Dental Journal of Students Research;5(3):85-88.
110. Schreuder WH, van den Berg H, Westermann AM Peacock ZS, de Lange J, Terapia farmacológica e cirúrgica para o granuloma central de células gigantes: um estudo de coorte retrospetivo de longo prazo, Journal of Cranio- Maxillofacial Surgery, 2017.
111. Pogrel AM. O diagnóstico e a gestão de lesões de células gigantes dos maxilares. Ann Maxillofac Surg. 2012;2(2):102-106.
112. de Lange J, van den Akker HP, van den Berg H. Granuloma central de células gigantes da mandíbula: uma revisão da literatura com ênfase nas opções terapêuticas. Oral Surg Oral Med Oral Pathol Oral Radiol Endod. 2007;104(5):603-615.

113. Kaban LB, Dodson TB. Gestão de lesões de células gigantes. Int J Oral Maxillofac Surg. 2006;35(11):1074-1076.
114. de Lourdes Suárez-Roa M, Reveiz L, Rivera LM, Asbun-Bojalil J, Dávila-Serapio JE, Menjivar-Rubio AH, Meneses-Garcia A. Intervenções para o granuloma central de células gigantes (CGCG) dos maxilares.
115. da Silva Sampieri MB, Yaedú RY, Santos PS, Gonçales ES, Santa'Ana E, Consolaro A, Cardoso LB. Granuloma central de células gigantes: tratamento com calcitonina, acetonido de triancinolona e achado cístico 3 anos e 6 meses após o tratamento primário. Oral Maxillofac Surg. 2013;17(3):229-234.
116. Schütz P, El-Bassuoni KH, Munish J, Hamed HH, Padwa BL. Granuloma central agressivo de células gigantes da mandíbula. J Oral Maxillofac Surg.2010;68(10):2537-2544.
117. Flanagan AM, Tinkler SMB, Horton MA, Williams DM, Chambers TJ. As células multinucleadas nos granulomas de células gigantes da mandíbula são osteoclastos. Cancro 1988:62:1139-45
118. Nicholson GC, Horton MA, Sexton PM, D'Santos CS, Moseley JM, Kemp BE, Pringle JA, Martin TJ. Receptores de calcitonina do osteoclasto humano. Horm Metab Res 1987:19:585-9
119. Pondel M. Calcitonin and calcitonin receptors: bone and beyond. Int J Exp Pathol 2000: 81: 405-422
120. de Lange J, Rosenberg AJ, van den Akker HP, Koole R, Wirds JJ, van den Berg H. Treatment of a central giant cell granuloma of the jaw with calcitonin. Int J Oral Maxillofac Surg 1999: 28: 372-376
121. Harris M. Os granulomas centrais de células gigantes dos maxilares regridem com a terapia com calcitonina. Br J Oral Maxillofac Surg 1993;31:89-94
122. Kaban KB, Mulliken JB, Ezekowitz RA, Ebb D, Smith PS, Folkman J. Terapia antiangiogénica de um tumor recorrente de células gigantes da mandíbula com interferão alfa-2a. Pediatr 1999;103:1145-9
123. Azria M. The calcitonines, physiology and pharmacology (As calcitoninas, fisiologia e farmacologia). Londres: Karger; 1989.
124. De Lange J, Van den Akker HP, Van den Berg H, Richel DJ, Gortzak RT. Regressão limitada de granuloma central de células gigantes por interferão alfa após terapia com calcitonina falhada: relato de 2 casos. Revista internacional de cirurgia oral e maxilofacial. 2006 Sep 1;35(9):865-9.
125. Collins A. Experiência com a terapia anti-angiogénica do granuloma de células gigantes dos ossos faciais. Ann Roy Australas Coll Dent Surg 2000: 15: 170-175.

126. Ezekowitz RA, Mulliken JB, Folkman J. Interferon alfa-2a therapy for life-threatening hemangiomas of infancy [a correção publicada aparece em N Engl J Med 1994 Jan 27;330(4):300]

127. Barlow CF, Priebe CJ, Mulliken JB, Barnes PD, Mac Donald D, Folk an J, Ezekowitz RA. Diplegia espástica como complicação do tratamento com interferão alfa-2a de hemangiomas da infância. The Journal of pediatrics. 1998 Mar 1;132(3):527-30.

128. Kaban LB, Troulis MJ, Wilkinson MJ, Ebb D, Dodson TB. Terapia antiangiogénica adjuvante para tumores de células gigantes dos maxilares. Jornal de Cirurgia Oral e Maxilofacial. 2007 Oct 1;65(10):2018-24

129. de Lange J, van Rijn RR, van den Berg H, van den Akker HP. Regressão de granuloma central de células gigantes por uma combinação de imatinib e interferão: relato de um caso Departamento de Cirurgia Oral e Maxilofacial, Centro Médico Académico e Centro Académico de Medicina Dentária (ACTA), Universidade de Amesterdão, 2008.

130. Burgess TL, Qian YX, Kaufman S, Ring BD, Van G, Capparelli C, Kelley M, Hsu H, Boyle WJ, unstan CR, Hu S. The ligand for osteoprotegerin (OPGL) directly activates mature osteoclasts. O Jornal de biologia celular. 1999 May 3;145(3):527-38.

131. Branstetter DG, Nelson SD, Manivel JC, Blay JY, Chawla S, Thomas DM, Jun S, Jacobs I. Denosumab induces tumor reduction and bone formation in patients with giant-cell tumor of bone. Clinical Cancer Research. 2012 Aug 15;18(16):4415-24

132. Kostenuik PJ, Nguyen HQ, McCabe J, Warmington KS, Kurahara C, Sun N, Chen C, Li L, Cattley RC, Van G, Scully S. Denosumab, um anticorpo monoclonal totalmente humano para RANKL, inibe a reabsorção óssea e aumenta a DMO em ratinhos knock-in que expressam RANKL quimérico (murino/humano). Journal of Bone and Mineral Research. 2009 Feb;24(2): 182-95.

133. Naidu A, Malmquist MP, Denham CA, Schow SR. Gestão do granuloma central de células gigantes com terapia subcutânea com denosumab. J Oral Maxillofac Surg 2014;72:2469-84

134. Chawla S, Henshaw R, Seeger L, Choy E, Blay JY, Ferrari S, Kroep J, Grimer R, Reichardt P, Rutkowski P, Schuetze S. Safety and efficacy of denosumab for adults and skeletally mature adolescents with giant cell tumor of bone: interim analysis of an open-label, parallel-group, phase 2 study. The Lancet Oncology. 2013 Aug 1;14(9):901-8.

135. Schreuder WH, Coumou AW, Kessler PAHW, de Lange J. Terapia farmacológica alternativa para granuloma central agressivo de células gigantes: denosumab.

136. Thomas D, Henshaw R, Skubitz K, Chawla S, Staddon A, Blay JY, Roudier M, Smith J, Ye Z, Sohn W, Dansey R. Denosumab in patients with giant-cell tumor of bone: an open-label, phase 2 study. The lancet oncology. 2010 Mar 1;11(3):275-80.
137. Druker BJ, Tamura S, Buchdunger E, Ohno S, Segal GM, Fanning S, Zimmermann J, Lydon NB. Effects of a selective inhibitor of the Abl tyrosine kinase on the growth of Bcr-Abl positive cells. Nature medicine. 1996 May;2(5):561-6.
138. Dewar AL, Farrugia AN, Condina MR, Bik To L, Hughes TP, Vernon-Roberts B, Zannettino AC. Imatinib as a potential antiresorptive therapy for bone disease. Blood. 2006 Jun 1;107(11):4334-7.
139. Verweij J, van Oosterom A, Blay JY, Judson I, Rodenhuis S, van der Graaf W, Radford J, Le Cesne A, Hogendoorn PC, Di Paola ED, Brown M. O mesilato de imatinib (STI-571 Glivec®, Gleevec™) é um agente ativo para os tumores do estroma gastrointestinal, mas não produz respostas noutros sarcomas de tecidos moles não selecionados para um alvo molecular: resultados de um estudo de fase II do EORTC Soft Tissue and Bone Sarcoma Group. European Journal of Cancer. 2003 Sep1;39(14):2006-11.
140. Rogers MJ, Gordon S, Benford HL, Coxon FP, Luckman SP, Monkkonen J, Frith JC. Cellular and molecular mechanisms of action of bisphosphonates Cancer: Interdisciplinary International Journal of the American Cancer Society. 2000 Jun 15;88(S12):2961-78.
141. Landesberg R, Eisig S, Fennoy I, Siris E. Indicações alternativas para a terapêutica com bifosfonatos. Journal of oral and maxillofacial surgery. 2009 May 1;67(5):27-34.
142. Chien MC, Mascarenhas L, Hammoudeh JA, Venkatramani R. Zoledronic acid for the treatment of children with refractory central giant cell granuloma. Jornal de hematologia/oncologia pediátrica. 2015 Aug 1;37(6):e399-401.
143. da Silva NGJ, Carreira ASD, Pedreira EN, Tuji FM, Ortega KL, de Jesus Viana Pinheiro J. Tratamento de lesões centrais de células gigantes com bifosfonatos e injecções intralesionais de corticosteróides. Head Face Med 2012;8:23.
144. de Mendonça RP, Mitre GP, Real FH, da Silva Kataoka MS, Júnior SD, Vianna P, Júnior NG, Pinheiro JD. Granuloma central de células gigantes tratado com injeções intralesionais de corticosteróides e bifosfonatos: um estudo de caso com seguimento de longo prazo. Head and neck pathology. 2019 Jul 11:16.

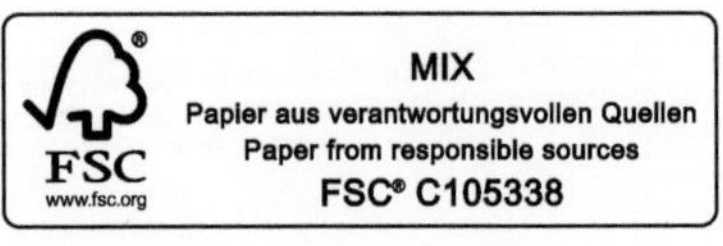

Printed by Books on Demand GmbH, Norderstedt / Germany